西北民族大学中国语言文学学科建设经费资助项目（项目编号：81101301）

研究 行业词汇 中医

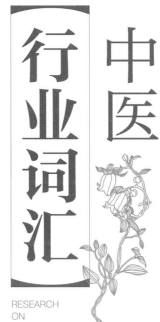

RESEARCH
ON
THE
PROFESSIONAL
LANGUAGE
OF
TRADITIONAL
CHINESE
MEDICINE

杨 威／著

社会科学文献出版社
SOCIAL SCIENCES ACADEMIC PRESS (CHINA)

目 录

绪 论 ……………………………………………………………… 001

第一章 中医行业词汇分类与特点 ……………………………… 028

第一节 中医行业词汇分类 ……………………………… 028

第二节 中医行业词汇特点 ……………………………… 047

第二章 中医行业词汇理据研究 ………………………………… 054

第一节 中医行业词汇理据类型 ………………………… 055

第二节 中医行业词汇特征理据 ………………………… 058

第三节 中医行业词汇文化理据 ………………………… 075

第四节 中医行业词汇功能理据 ………………………… 079

第三章 中医行业词汇泛化研究 ………………………………… 094

第一节 中医行业词汇泛化的原因 ……………………… 095

第二节 中医行业词汇泛化的机制 ……………………… 099

第三节 中医行业词汇语义的泛化 ……………………… 105

第四节 中医行业词汇语用的泛化 ……………………… 113

第五节 中医行业词汇泛化的价值 ……………………… 119

第六节 中医行业词汇泛化的鉴定 ……………………… 131

第四章　中医行业词汇文化内涵探析 ………………………………… 136

　　第一节　中医文化词 ………………………………… 137

　　第二节　中医行业词汇的文化内涵 ………………………………… 147

结　语 ………………………………………………………… 157

参考文献 ………………………………………………………… 160

绪　论

一　中医及中医行业词汇

（一）中医的名与实

查阅古今有关文献，"中医"一词至少有四种含义。

第一种含义为"符合医理"。东汉班固《汉书·艺文志·方技略》："经方者，本草石之寒温，量疾病之浅深，假药味之滋，因气感之宜，辨五苦六辛，致水火之齐，以通闭解结，反之于平。及失其宜者，以热益热，以寒增寒，精气内伤，不见于外，是所独失也。故谚曰：'有病不治，常得中医。'"① 该句"中医"的含义为"符合医理"②。

第二种含义为"中等水平的医术或医生"。唐孙思邈《备急千金要方·诊候第四》："上医听声，中医察色，下医诊脉。"③ 唐柳宗元《愈膏肓疾赋》："夫上医疗未萌之兆，中医攻有兆之者。"④ 此两句中，"中医"与"上医"并举，表示"中等水平的医术或医生"。

第三种含义为"中国传统医学"。英合信氏《西医略论·例言》第六："后附锯割手足等图，系西国习用之法，不得不载，恐中医一时未能仿行，姑不详论。"⑤ 此后，国人便开始使用"中医"一词，以便与传入中国的"西医"区分开来。1936 年国民政府颁布《中医条例》，标志着"中医"

---

① （汉）班固：《汉书·艺文志·方技略》，中华书局，1997，第 456 页。
② 广东、广西、湖南、河南辞源修订组等：《辞源》（修订本），商务印书馆，1979，第 90 页。
③ （唐）孙思邈：《备急千金要方》卷一，人民卫生出版社，1955，第 3 页。
④ 《柳宗元全集》卷二，曹明纲标点，上海古籍出版社，1997，第 16 页。
⑤ 〔英〕合信氏：《西医略论·例言》，上海仁济医馆刊本，1857。

概念在法律上的确立。晚清之前，多用"岐黄""杏林"等词来指称"中国传统医学"。晚清之后，其出现了大量的异名，比如"旧医""国医""汉医""华医"等。

第四种含义为"中医医生"。邹韬奋称："仅就上海一埠而论，中医有二千人，药铺有三百家，每日所配的药方平均总在一万张左右。"①

本书所讨论的"中医"仅指"中国传统医学"。文中出现的"岐黄""杏林""国医""旧医""华医""汉医"和本书所说的"中医"含义一致。另外，虽然本书"中医"指的是"中国传统医学"，但是，并不包括中华民族所有的医学，而仅仅指以汉文化为理论基础建立起来的中医学，维医、藏医等医学并不在本书的研究范围之内。这正如李磊所言："现在所谓'中医'，实际上仅仅指'汉医'而言，因为其中除了汉文化系统的医药学知识之外，并没有包括中国其他各民族的医药学内容。"②

（二）中医简述

中医为我国"国粹"之一，从它的产生、发展，一直到今天的现代化，已有五千多年的历史。这一在"疾病记载方面，几乎唯一拥有连续性的著述传统"③的中国传统医学为中华民族的医疗保健和繁衍昌盛做出了巨大的贡献。它作为中华文化特有的产物，一直守护着中华儿女的生命与健康。这颗中华民族传统文化的瑰宝，有过辉煌的时代，但也曾遭遇"存废之争"。

追溯中医的发展源头，要从原始社会说起。可以这样说，有了人类，便有了医疗活动。④原始时代，初民风餐露宿、茹毛饮血，因此不可避免地患上各类疾病。《韩非子·五蠹》："民食果蓏蚌蛤，腥臊恶臭而伤害腹胃，民多疾病。"⑤任何动物都有求生的本能，于是人类运用智慧，改善饮食起居，研究医疗方法，以求卫生保健之道。⑥

中医发展到先秦两汉时期，发生了质的飞跃。这一时期，医学著作陆续问世。其中尤以《黄帝内经》《神农本草经》《伤寒杂病论》三部书最

---

① 《韬奋文集》（第一卷），生活·读书·新知三联书店，1956，第23页。
② 李磊：《医道求真》，上海科学技术出版社，2014，第1页。
③ 潘吉星主编《李约瑟文集》，辽宁科学技术出版社，1986，第996页。
④ 甄志亚主编《中国医学史》（修订本），中医古籍出版社，1997，第1页。
⑤ （清）王先慎集解《韩非子》，姜俊俊校点，上海古籍出版社，2015，第536页。
⑥ 史仲序：《中国医学史》，台北编译馆，1984，第5页。

为重要，它们的出现标志着中医理论体系的初步形成。《黄帝内经》是我国现存最早系统阐述中医学理论的著作，标志着中医学基础理论的初步形成；《神农本草经》的成书，是我国药物学第一次系统的总结；《伤寒杂病论》的问世，确立了临床辨证论治的原则。至此，从基础理论到药物方剂再到临床辨证论治都出现了专门著作，中医学理、法、方、药理论体系确立。

魏晋南北朝为汇注医籍的时期。王叔和《脉经》是对中国 3 世纪以前脉学的全面总结。皇甫谧《针灸甲乙经》吸收了《素问》《黄帝八十一难经》等著作内容以及秦汉以来的针灸成就，并结合自己的经验写成，使中医针灸理论系统化。葛洪《肘后备急方》（简称《肘后方》）[1] 为中国第一部急救手册，内容涉及传染病、急救、内外各科等，并且保存有许多古代传染病的珍贵资料，如"天花"等。而这个时期最具特点的当属医家开始关注对医籍的整理和注释。比如全元起《素问训解》、陶弘景《神农本草经集注》等为后人阅读医学经典带来了极大方便。

隋唐时代，中医获得进一步的发展。医经、医方、本草、针灸，不仅传入朝鲜、日本及波斯等国家，且吸收了印度、波斯等国家或民族医药的精华，丰富了中国医学的内容。[2] 这个时期，医家或训诂学家继续重视中医典籍的训诂，并取得了很高的成就。比如：隋杨上善《黄帝内经太素》，为最早的《黄帝内经》注本；唐王冰《重广补注黄帝内经素问》的诞生，为《黄帝内经素问》的训诂研究奠定了坚实的基础，标志着中医训诂学进入一个更加繁荣的时代。[3]

宋、金、元、明为中医争鸣时期。这个时期较著名的中医著作有宋唐慎微《经史证类备急本草》（简称《证类本草》）、宋许叔微《普济本事方》、金刘完素《素问玄机原病式》、金张从正《儒门事亲》、金李杲《脾胃论》、元朱震亨《格致余论》《丹溪心法》、元忽思慧《饮膳正要》、明李时珍《本草纲目》等。在中医典籍训诂方面，出现的训诂著作有宋庞安时《伤寒总病论》、宋朱肱《伤寒类证活人书》（又名《南阳活人书》）、

① 　又名《肘后救急方》《肘后救卒方》《肘后急要方》《肘后要急方》等。
② 　陈邦贤：《中国医学史》，商务印书馆，1957，第 134 页。
③ 　钱超尘：《中医古籍训诂研究》，贵州人民出版社，1988，第 137 页。

金成无己《注解伤寒论》等。另外，宋代设立的"校正医书局"，为恢复古典医籍的原貌做了大量的工作。

清代直至民国为中西医交汇与冲突时期。因为晚清"闭关锁国"政策，中国的发展逐渐落后于西方国家，中医也不例外。鸦片战争之后，资本主义文化大量涌入，西医学迅速在我国传播开来，中医遭到了巨大的冲击。在中西医的交汇中，掀起了民国时期著名的中西医论争，中医一度到了生死存亡的关头。其中最具代表性的人物为余云岫。他对中医理论持彻底否定的态度，而且还坚决反对中西医结合。他称西医为"新医"，称中医为"旧医"，并在 1929 年提出"废止旧医案"，使中西医的论争达到了高潮。"废止旧医案"的提出极大地惹怒了中医学界，空前团结的中医学界 1929 年 3 月 17 日在上海召开全国医药团体代表大会，并确定"三一七"为全国医药大团结纪念日。无奈之下，卫生部撤销了一切禁锢中医的法令，有着数千年传统的中医逃过一劫。

新中国成立后，中医的发展进入了全新的时期。为了缓和中西医论争遗留的矛盾，1950 年第一届全国卫生工作会议上就明确提出了"团结中西医"的指导方针，1955 年中医研究院成立，1957 年成都、上海、北京、广州的四所中医学院相继成立，1978 年开始招收中医专业研究生，1983 年北京、成都等中医院开始招收中医博士学位研究生。

进入 21 世纪，中医的发展迈上一个新台阶。政策保障方面，2016 年 2 月 22 日，国务院印发《中医药发展战略规划纲要（2016—2030 年）》。2016 年 12 月 25 日，我国首部为传统中医药振兴而制定的法律《中华人民共和国中医药法》颁布。科研方面，屠呦呦研究员凭借青蒿素的发现获得了 2015 年诺贝尔生理学或医学奖。教育方面，截至 2015 年，全国有 42 所高等中医药院校、200 余所高等西医药或非医药院校设置中医药专业，在校学生总数为 75.2 万人。[1] 2020 年，在新型冠状病毒肺炎治疗中，中医起到了重要的作用。治疗新型冠状病毒肺炎，山东省中医药参与治疗率达 98% 以上。[2] 中国工程院院士张伯礼认为，通过几千年与疫病的斗争，中

---

[1] 《中医药法释义（7）》，国家中医药管理局网站，2017 年 7 月 1 日，http://www.satcm. gov.cn/fajiansi/zhengcewenjian/2018 – 03 – 24/2417.html。

[2] 《山东：中医药参与新冠肺炎治疗率超 98%》，国家中医药管理局网站，2020 年 3 月 1 日，http://www.satcm.gov.cn/xinxifabu/gedidongtai/2020 – 03 – 01/13520.html。

医药积累了丰富的经验，防治新型冠状病毒肺炎，中医药应发挥更大作用。① 中医汉语教学方面，20世纪70年代，北京语言学院（今北京语言大学）就已经开设了中医班，标志着中医汉语教学的兴起。② 随着对外汉语教学的发展，来华学习中医专业知识的留学生不断增加。

由此可见，中医的发展正处在一个最好的时代。对中医的语言、思想、文化等加以关注，将为中医的发展做出较大的贡献。

（三）中医行业词汇界定

1. 行业语

关于行业语的概念，多位学者已有论及。综合来看，观点主要有两类。

第一类观点认为，行业语不但包括各行各业的专门用语，而且还包括各学科中的科学术语。高名凯认为："在社会发展的过程中，任何一个行业都曾经有过它的行业语……所谓学术上的术语实际也就是行业语的一种。"③ 张旺喜等认为："现代汉语的行业语，其基本范围是指：以汉语词语形式出现的、在各行业中所使用的表示产品、劳动工具、设施和参加者的名称以及一系列科学技术术语。"④ 黄伯荣等认为："行业语是各种行业应用的词语，或者叫'专有词语'，其中的术语对发展科学文化事业有十分重要的作用。"⑤ 邢福义等认为："行业语是某个专门学科和某个行业内通行的语汇。它包括各个学科的专业术语和各个行业的行业用语。"⑥

第二类观点认为，行业语只是各种行业内部使用的专门用语，不应包括科学术语，它们属于不同的类型。但是这些学者又认为"行业语"与"术语"的联系十分紧密，所以又经常把"行业语""术语"放在一起合称为"专门用语"、"专用词语"或"专门词语"。⑦ 周祖谟认为："专门用

① 《张伯礼院士：防治新型冠状病毒肺炎 中医药应发挥更大作用》，光明网，2020年1月22日，http://zhongyi.gmw.cn/2020-01/22/content_33502078.htm。
② 吕必松：《对外汉语教学发展概要》，北京语言学院出版社，1990，第48页。
③ 高名凯：《普通语言学》，新知识出版社，1957，第60~61页。
④ 张旺喜、刘中富、杨振兰等：《现代汉语行业语初探》，《山东师大学报》（社会科学版）1987年第2期。
⑤ 黄伯荣、廖序东主编《现代汉语》（上），高等教育出版社，1991，第309页。
⑥ 邢福义、汪国胜主编《现代汉语》，华中师范大学出版社，2011，第163页。
⑦ 黄伯荣关于"专有词语"的观点和这些观点并不一致。黄伯荣认为行业语等同于"专有词语"。而这里提到的"专用词语""专门用语"等并不等于行业语。

语包括专门术语和行业语。……行业语是社会中某一行业应用的词汇。"①
冯子薇认为："科技术语（简称术语）和行业语同属于专门用语。"②

本书采用第一种观点，即"行业语是某个专门学科和某个行业内通行
的语汇"。理由如下。①随着社会的发展，学科划分和行业划分相辅相成，
相互交叉和渗透，不可能做到严格区分。比如中医领域内使用的一些专有
词语，从学术的角度上来看属于"术语"，同时又属于"行业用语"。②从
语言的经济性原则来看，也应放弃使用"专门用语""专用词语""专门
词语"等词语，这些词语极易给人们的记忆和理解带来沉重的负担。

2. 中医行业词汇

根据上文对"行业语"的界定，本书把中医行业词汇定义为：基于中医
自身文化所产生的，在中医学术或行业领域内通用并表达特殊概念的词语。

之所以把中医行业词汇限定在"基于中医自身文化所产生的"词语，
是因为随着西医在中国的快速发展，表达西医科学概念的一些词语也频繁
出现在中医领域内，这给界定中医行业词汇带来了极大干扰。比如"细
菌""病毒""细胞""胆固醇""透析""化疗""B 超""射线"等词，
虽然在实际的医疗行为中，中医也时常使用这些词语，但是它们并不是基
于中医自身土壤产生的，在任何中医典籍或文学作品中都找不到它们的出
处，本书不把这些词语当作中医行业词汇。而像"三焦""四诊""脏象"
"子宫""上病下治""《伤寒杂病论》"等，都是基于中医土壤所产生的词
语，属于中医行业词汇。

另外，因为中医和日常生活密切相关，中医行业词语和普通词语相互
交叉，极易混淆。对于这类词语，判断的标准是它是否表达中医领域内一
些特殊的概念，具有"医学意义的属性"③。比如"阴阳""五行""气"，
它们既是中国传统哲学中的概念，又为中医的理论基础，像这样的词语本
书把它们当作中医行业词汇；与身体相关的词，尤其是器官名词，诸如
"拇指""脚心""心""胃""肝"等词，这类词在日常生活中十分常见，
中医经常借用它们诊断、治疗疾病，本书也把它们当作中医行业词汇；像

---

① 周祖谟：《汉语词汇讲话》，人民教育出版社，1959，第 68 页。
② 冯子薇：《专门用语词义泛化的方式、效果及前景》，《汉语学习》2000 年第 1 期。
③ 张显成：《先秦两汉医学用语研究》，巴蜀书社，2000，第 11 页。

"（脉象）浮沉""（胸）闷""（精气）亏损""（性味）凉"等词，它们与"脉象""胸""精气""性味"等词搭配时，表达的是特殊的医学概念，本书也把它们认定为中医行业词汇。

有时为了行文方便，根据上下文语境，本书会把中医行业词汇习惯性地称为"中医词汇""中医词语""中医术语""中医行业语"等。

二　中医行业词汇研究综述

（一）行业语研究

目前学界对行业语的研究主要包括对行业语概括性的研究及对某一特定行业内行业语的研究。

1. 行业语概括性研究

对行业语概括性的研究主要有张旺喜等《现代汉语行业语初探》，该论文主要讨论了行业语的性质和范围、行业语的单义特征等，作者指出行业语为词汇系统的重要组成部分，它的发展直接影响着整个词汇系统。[①] 汪国春《行业语对普通词汇的渗透》在总结了普通话词汇越来越丰富的五种原因之后，重点讨论了行业语对普通话的渗透，并归纳出行业语对普通话渗透的方式、渗透因素。[②] 赵霞《新闻标题中行业语的修辞作用》认为行业语在新闻标题上的应用，往往能产生新颖活泼、形象生动、简洁鲜明、通俗易懂等语用效果。[③] 冯子薇《专门用语词义泛化的方式、效果及前景》认为，词义演变的一个重要途径就是借用现有词汇系统中专门用语的泛化来实现，行业语的泛化也是促进新词新语产生、促进词汇系统不断更新的重要途径。[④] 刘禀诚等《行业语的转化和新词的认知理据》一文通过对新词的词义架构、行业语转化轨迹和转化动因等问题的讨论，得出认知理论的"转喻"与"典型范畴"理论，对行业语转化的认识有很大帮助，并肯定了行业语转化是产生新义的重要途径。[⑤] 梁永红《现代汉语行

① 张旺喜、刘中富、杨振兰等：《现代汉语行业语初探》，《山东师大学报》（社会科学版）1987 年第 2 期。

② 汪国春：《行业语对普通词汇的渗透》，《培训与研究》1998 年第 3 期。

③ 赵霞：《新闻标题中行业语的修辞作用》，《修辞学习》1999 年第 4 期。

④ 冯子薇：《专门用语词义泛化的方式、效果及前景》，《汉语学习》2000 年第 1 期。

⑤ 刘禀诚、胡衍铮：《行业语的转化和新词的认知理据》，《江西社会科学》2005 年第 11 期。

业语泛化研究》是一部研究行业语泛化的专著，内容包括行业语及行业语泛化的界定、行业语泛化的理论基础、行业语泛化的价值等。① 其论文《现代汉语行业语泛化研究述评》总结性地对行业语泛化研究进行了述评。② 张虹《行业语在新词中使用的新特点》主要讨论了行业语在新词中的使用出现了一些新特点，包括赋予普通词新的行业语意义，行业语通过语义的泛化进入新词中，出现了任意改动原行业语词形而错用的现象。③

这一类研究都比较关注行业语的泛化这一语用现象，也都不同程度地对行业语的泛化机制、泛化动因等做出了解释。

2. 特定行业语研究

针对某一特定行业词汇的研究成果也比较丰富，主要集中于军事、戏曲、博彩、体育等行业。

军事行业词汇研究成果如下。曲彦斌的《〈军语〉，一部北洋陆军的军事术语词典》详细介绍了由北洋陆军督练处编写的军事术语辞典《军语》，并称赞其为中国近代专科应用辞书中释文、编排等体例比较完善、科学的一种。④ 周刚《试论现代汉语军事术语》对军语的性质、特征等进行了探讨。他认为军语属于科学术语，具有单义性、专业性、准确性、国际性等特征。⑤ 刘伶主编的《军事语言学》被认为是"我国的第一部军事语言学专著"，该书对军语的概念内涵、军语的语言特征、军语的发生与发展等方面进行了探讨。⑥ 刁晏斌《试论军事词语的泛化及其变迁》对军事词语的泛化现状、泛化原因进行了比较深入的研究。⑦ 金经国等《军事素材中的缩略语》对军事素材使用缩略语的情况及军事缩略语的编成规律、发音、汉译、猜证等做了详细的介绍。⑧ 刘小文《〈银雀山汉墓竹简（壹）〉军事用语研究》对专书中的军事用语进行了研究，在全面统计和分析的基

① 梁永红：《现代汉语行业语泛化研究》，华中师范大学出版社，2012。
② 梁永红：《现代汉语行业语泛化研究述评》，《长治学院学报》2013 年第 3 期。
③ 张虹：《行业语在新词中使用的新特点》，《语言文字应用》2015 年第 1 期。
④ 曲彦斌：《〈军语〉，一部北洋陆军的军事术语词典》，《辞书研究》1988 年第 2 期。
⑤ 周刚：《试论现代汉语军事术语》，《汉语学习》1989 年第 4 期。
⑥ 刘伶主编《军事语言学》，国防大学出版社，1990。
⑦ 刁晏斌：《试论军事词语的泛化及其变迁》，中国语言文化学会编《建设中国文化语言学》，《北方论丛》编辑部，1994。
⑧ 金经国、魏孟宏：《军事素材中的缩略语》，《解放军外语学报学报》1995 年第 1 期。

础上，将传世文献的丰富性和出土文献的真实性结合起来，得出了新的结论。① 原媛《军语四十年发展变化研究》从军语发展变化的语言学轨迹中探寻军语的形成动力和应用活力，得出了十二个方面的主要结论。② 李洪乾《军语泛化现象的认知研究》从认知角度对军语泛化现象进行了全面而系统的研究，总结了军事术语的发展变化规律，为现代汉语词典的编撰提供了丰富的语料。③

戏曲行业词汇研究成果如下。张相《诗词曲语辞汇释》搜集了唐代以来诗词歌赋中的特殊词语，旁征博引，详释辞义、用法及其流变与演化，有较大的学术参考价值。④ 朱居易《元剧俗语方言例释》为一部近代语词训诂著作，收俗语方言一千零数十条，综合运用音韵学、训诂学等知识，对元剧中的俗语方言进行了全面的解释。⑤ 蓝立蓂编著《关汉卿戏曲词典》收录了关汉卿戏曲著作中与今义不同的词语，词语类型包括专有词语、熟语、借词、成语等，共计6130条。⑥ 王永炳《古典戏剧中的方言口语词汇》认为按现在的注释去解释古典戏剧中的一些方言口语词时，可能欠妥或不当，于是运用方言学的知识对诸如"胡哨""添力""打秋风"等方言口语词进行了全新的解释。⑦ 李玉晶《戏源词汇研究》首先对戏源词汇进行了界定，进而从戏源词汇的来源、类型、泛化的方式和特点以及其所蕴含的文化内涵等方面进行了研究。⑧

博彩行业词汇的研究有邵朝阳《澳门博彩隐语研究》，该文主要讨论了博彩语的性质、类型、内部形式，弥补了澳门博彩语研究的空白。⑨ 其博士学位论文《澳门博彩语研究》对澳门博彩语进行了更深入的研究。全文对博彩语的特征、形式结构、语义结构、来源以及演变做了详尽的论述，对隐语、神秘语、行业语等词汇的研究都有很大的借鉴意义。⑩

---

① 刘小文：《〈银雀山汉墓竹简（壹）〉军事用语研究》，四川大学博士学位论文，2007。
② 原媛：《军语四十年发展变化研究》，安徽大学博士学位论文，2014。
③ 李洪乾：《军语泛化现象的认知研究》，湖南师范大学博士学位论文，2016。
④ 张相：《诗词曲语辞汇释》，中华书局，1953。
⑤ 朱居易：《元剧俗语方言例释》，商务印书馆，1956。
⑥ 蓝立蓂编著《关汉卿戏曲词典》，四川人民出版社，1993。
⑦ 王永炳：《古典戏剧中的方言口语词汇》，《方言》1998年第1期。
⑧ 李玉晶：《戏源词汇研究》，华中师范大学博士学位论文，2015。
⑨ 邵朝阳：《澳门博彩隐语研究》，《中国语文》1999年第4期。
⑩ 邵朝阳：《澳门博彩语研究》，北京语言大学博士学位论文，2003。

体育行业词汇的研究有王惠生《试论体育运动词语对其它领域的渗透》，该文在考察各行业语相互间的渗透情况后得出体育领域用语对其他领域的渗透是较为强势的，泛化的词语相对较多。① 戴中明《体育词语的借用》从语用学的角度讨论了汉英语言中体育词语借用的语用前提，分析了体育词语借用的语用和语义特点以及运用借用的修辞效果。② 杨菲菲《体育新闻语言军事化的认知基础》讨论了体育新闻语言的军事化特征、隐喻基础和传受心理基础。③ 李晓云《论体育新闻语言运用的变异性及成因》分析体育新闻语言运用中的变异现象，认为近几年的体育新闻报道中不仅存在着词语的变异用法，也存在着语法成分的变异组合。文章还从文化背景、心理因素等角度分析了这些变异现象产生的原因。④

（二）中医行业词汇研究

1. 中医词语传统训诂⑤研究

古人很早就注重对中医典籍的整理和训释。就中国本土而言，自魏晋之后，关注中医典籍、善于抉发词义的，历代都不乏其人。比如南朝全元起《素问训解》为中国第一部对《素问》进行训释的著作。南朝梁陶弘景《神农本草经集注》奠定了我国本草学名物训诂的基础。隋杨上善《黄帝内经太素》是我国现存最早的《黄帝内经》全注本。唐王冰注《黄帝内经素问》标志着中医训诂学进入一个更加繁荣的时代。宋林亿《素问》"新校正"对"假借字"的认识更进一步，并且注重语法分析。金成无己《注解伤寒论》是第一部对《伤寒论》作注的著作。《本草纲目》一书单列"释名"一项，这是继汉刘熙《释名》后又一对名物训诂的重要研究成果。明张介宾《类经》是继《黄帝内经太素》之后，对《黄帝内经》进行全面分类研究的又一著作。明马莳《黄帝内经灵枢注证发微》为《灵枢》最早的全注本。清张志聪《素问集注》《灵枢集注》大量运用本证及经典互

---

① 王惠生：《试论体育运动词语对其它领域的渗透》，《南京体育学院学报》1995 年第 1 期。
② 戴中明：《体育词语的借用》，《南京体育学院学报》2001 年第 1 期。
③ 杨菲菲：《体育新闻语言军事化的认知基础》，《修辞学习》2005 年第 6 期。
④ 李晓云：《论体育新闻语言运用的变异性及成因》，《四川理工学院学报》（社会科学版）2005 年第 2 期。
⑤ 此处"训诂"为广义的训诂。陈竹友说："当前训诂界之所以对训诂学的内涵看法不一，大都是由于对广义和狭义训诂学混淆不清所致。中医训诂学一般讲的是广义训诂学。"（《简明中医训诂学》，人民卫生出版社，1997，第 5 页）

证的注经方法，解决了许多疑难问题。清于鬯《香草续校书·内经素问》对医书词义的训诂颇为精到。

受中国传统医学的影响，日本学者对中医典籍词语的训诂研究成果也十分丰富。日本江户时期，产生了许多中医训诂成果。这一时期代表性人物有丹波元简①、山田宗俊和伊藤子德。丹波元简的著作主要有《素问识》《医略抄》《脉学辑要》《金匮玉函要略辑义》等，山田宗俊的著作主要有《伤寒论集成》，伊藤子德著有《伤寒论文字考》及《伤寒论文字考续》。

新中国成立之后，尤其是 20 世纪 80 年代以来，中医训诂学发展方兴未艾，训诂及相关成果不断涌现。首先，这一时期出现了许多重要的中医训诂书籍：郭霭春《黄帝内经素问校注语译》对《素问》进行了全面校勘，他以"去粗取精，去伪存真，由此及彼，由表及里"为指导思想首先对《素问》进行了校对，接着对词义、句读、语法、修辞、宗旨进行了研究，训诂精审，体例完备。② 钱超尘《中医古籍训诂研究》为中医训诂学的一部力作。③ 陆宗达称其"不但扩大了传统训诂学的应用范围，而且对于研究和整理中医古籍，也是很有意义的"④。其另一本著作《内经语言研究》从词义（训诂）、音韵、语法三个方面对《内经》做了全面的分析和研究。⑤ 周一谋等主编《马王堆医书考注》对医书逐字逐句加注，深入发掘，精心考证，力求通达文意。⑥ 刘渡舟主编《伤寒论校注》以明赵开美摹宋刻本为底本校注而成，该书对原文逐条进行校注，正字形，辨讹误，明字音，释辞句，训诂解难。⑦ 王筑民等《中医古籍训诂概论》阐明了"因形求义""因声求义"的理论基础。该书对中医训诂学理论体系的建设起到了关键的作用。⑧ 陈竹友《简明中医训诂学》阐明了中医训诂的产生、发展、方法、原则等，并引入广义、狭义训诂学概念，丰富了训诂研究的

---

① 又译"多纪元简"。
② 郭霭春：《黄帝内经素问校注语译》，天津科学技术出版社，1981。
③ 钱超尘：《中医古籍训诂研究》，贵州人民出版社，1988。
④ 陆宗达：《中医古籍训诂研究·序》，钱超尘《中医古籍训诂研究》，贵州人民出版社，1988。
⑤ 钱超尘：《内经语言研究》，人民卫生出版社，1990。
⑥ 周一谋、萧佐桃主编《马王堆医书考注》，天津科学技术出版社，1988。
⑦ 刘渡舟主编《伤寒论校注》，人民卫生出版社，1991。
⑧ 王筑民、辛维莉：《中医古籍训诂概论》，贵州教育出版社，1994。

内容。① 马继兴《马王堆古医书考释》做了五个方面的工作：①文献的修复和还原；②原文的注释和串讲；③学术成就的总结与认证；④典籍的语释与校正；⑤学术源流的阐明。② 李今庸《古医书研究》重点研究了诸如《黄帝内经》《难经》《伤寒论》等 20 余种医学典籍，大力倡导以文字学、音韵学、训诂学方法研究中医古籍，考释了"齃䶢"之"齃"当训为"鼻"，"肝者，罢极之本"之"罢极"当解释为"耐受疲劳"，等等。③ 张显成《先秦两汉医学用语研究》搜集了先秦两汉医学用语 5000 多个，运用传统小学与现代语言学理论相结合的方法，阐明了先秦两汉医学用语的类别、特点、结构以及医学用语与全民用语的关系。④ 其另一部著作《先秦两汉医学用语汇释》为《先秦两汉医学用语研究》的"姊妹篇"，该书注重对散见于先秦两汉医籍及其他文献中的医学用语进行搜集和诠释，可当作阅读先秦两汉医学典籍时参考的小型辞典。⑤ 陈增岳编著《敦煌古医籍校证》总结前人已有成果，在语言文字的整理和解释方面有了新的进展。⑥

除了专著之外，期刊论文及学位论文也较关注中医词语的训诂研究。期刊论文如刘蔼韵《〈金匮〉烦字释》指出"烦"古义引申甚多，可以引申为"热""剧""动""乱""闷"义。⑦ 裘锡圭《居延汉简中所见疾病名称和医药情况》将居延汉简中有关疾病名称及医药情况的资料摘出并加以整理。⑧ 袁开惠等《中医古籍词语考释三则》通过异文互证、语音考察、来源考察等方法对"善洁""覆杯洁洁""氉氉与溅溅"进行了考释，认为中医古籍中的词语解诂应结合医理、文理进行综合考究。⑨ 刘佳缘等《"辨证论治"词语源流考》对比了各种医籍中对"辨证论治"的记载，得

① 陈竹友：《简明中医训诂学》，人民卫生出版社，1997。
② 马继兴：《马王堆古医书考释》，湖南科学技术出版社，1992。
③ 李今庸：《古医书研究》，中国中医药出版社，2003。
④ 张显成：《先秦两汉医学用语研究》，巴蜀书社，2000。
⑤ 张显成：《先秦两汉医学用语汇释》，巴蜀书社，2002。
⑥ 陈增岳编著《敦煌古医籍校证》，广东科技出版社，2008。
⑦ 刘蔼韵：《〈金匮〉烦字释》，《中医药文化》1985 年第 3 期。
⑧ 裘锡圭：《居延汉简中所见疾病名称和医药情况》，《中医药文化》2008 年第 6 期。
⑨ 袁开惠、陈慧娟、孙文钟：《中医古籍词语考释三则》，《北京中医药大学学报》2013 年第 6 期。

出最早的记载见于东汉张仲景《伤寒杂病论·序》中的"平脉辨证"。[①]

学位论文如沈澍农《中医古籍用字研究——中医古籍异位字研究》（南京师范大学博士学位论文，2004），郭颖《〈诸病源候论〉词语研究》（浙江大学博士学位论文，2005），范崇峰《敦煌医籍整理及词汇研究》（南京师范大学博士学位论文，2007），王前《中古医书词汇研究》（浙江大学博士学位论文，2009），袁仁智《敦煌吐蕃番医药卷子校勘及其文献研究》（南京中医药大学博士学位论文，2010），李绍林《〈本草纲目〉"释名"研究》（山东中医药大学博士学位论文，2011），王亚丽《敦煌写本医籍语言研究》（兰州大学博士学位论文，2012），宋晓溪《〈针灸甲乙经〉的文献研究》（中国中医科学院博士学位论文，2016），李硕《〈黄帝内经〉医学术语词义研究——以27个具有新义的单音词为例》（辽宁中医药大学博士学位论文，2016）。

体现这一时期训诂成果的还有中医辞书。如方文辉编《中医古籍通借字古今字例释》（科学普及出版社广州分社，1982），马汴梁主编《简明中医古病名辞典》（河南科学技术出版社，1988），刘渡舟主编《伤寒论辞典》（解放军出版社，1988），张登本、武长春主编《内经词典》（人民卫生出版社，1990），郭霭春主编《黄帝内经词典》（天津科技出版社，1991），朱文锋主编《实用中医词典》（陕西科学技术出版社，1992），李经纬、邓铁涛等主编《中医大辞典》（人民卫生出版社，1995），赵法新等主编《中医文献学辞典》（中医古籍出版社，2000），李戎编著《中医药通假字字典》（上海科学技术文献出版社，2001），王晓龙主编《实用中医字典》（学苑出版社，2001），达美君主编《简明中医语词辞典》（上海科学技术出版社，2004），高希言等主编《中医大辞典》（山西科学技术出版社，2017）。

2. 中医词语多角度研究

随着认知语言学、文化语言学、比较语言学等语言学分支的不断出现，以及语域理论、非范畴化理论、概念隐喻理论、语法化等理论的引进，中医行业词汇研究呈现出多样化特征，主要集中于中医词语命名方法、文化内涵、特殊词语、词义特点、中医研究评述等。

关注命名研究的如：颜去疾《中药命名说要》介绍了中药名物词语多

达 15 种的命名方法，他认为中医词语理据的研究具有重要的意义，不但可以了解中医词语的来源，而且还有益于加深对中药的理解。① 杨骏《浅谈经络命名及其含义》总结出"部位（手或足）＋阴阳属性＋脏腑＝经脉名称"的命名规律，同时指出奇经八脉的命名不但与其功能有关，而且也与古代服饰有一定的关联。② 郭文科《浅谈中药的命名法》总结出中药命名依据中药形态、气味、颜色、功效、主治、生长特性及人名、典故、风俗习惯、产地、译音等，这对认识中药的特点及造词理据极有意义。③ 程超寰等《本草药名汇考》共收录 1046 种中药，介绍了这些药名的来源，列举了大量异名并进行了释名考证。④ 谭颖颖等《〈内经〉疾病命名特点探析》得出以病因、病机、疾病的性质、疾病的特征、病因与病机相结合等命名的规律，并对命名存在的问题进行了探讨。⑤

关注文化内涵研究的如：李树新《论人体词语的文化意蕴》认为大量的人体类词语的出现是文化心理类推的结果，是文化的必然、历史的必然。⑥ 李磊等《〈黄帝内经〉〈素问〉〈灵枢〉诸书名的文化内涵》认为《黄帝内经》《素问》《灵枢》等书名都明显受到了中国传统哲学思想的影响：《黄帝内经》的命名与春秋战国时期的黄老之学有关，《素问》的命名则受到了汉代确立的宇宙生成论的影响，而《灵枢》的命名更具道家意味。⑦ 蔡群《浅谈中医药命名的文化特色》发现大量的药名、方名或依故事、传说、成语典故命名，或据儒、道、释命名，或因避俗雅化命名，或按比类取象命名，具有鲜明的文化特色。⑧

关注特殊词语研究的如：量词的研究如张丽君《针灸量词"痏"、"壮"考释》对痏、壮两个量词的来源、发展及用法做了详细的论述⑨；《〈五十二病方〉物量词举隅》对果、枚、梃、把、束、撮六个物量词进行

① 颜去疾：《中药命名说要》，《中医药文化》1985 年第 2 期。
② 杨骏：《浅谈经络命名及其含义》，《安徽中医学院学报》1986 年第 5 期。
③ 郭文科：《浅谈中药的命名法》，《黑龙江中医药》1986 年第 4 期。
④ 程超寰、杜汉阳：《本草药名汇考》，上海古籍出版社，2004。
⑤ 谭颖颖、刘昭纯：《〈内经〉疾病命名特点探析》，《中医药学刊》2006 年第 9 期。
⑥ 李树新：《论人体词语的文化意蕴》，《内蒙古大学学报》（人文社会科学版）2002 年第 5 期。
⑦ 李磊、尤传香：《〈黄帝内经〉〈素问〉〈灵枢〉诸书名的文化内涵》，《中医药通报》2011 年第 6 期。
⑧ 蔡群：《浅谈中医药命名的文化特色》，《山西中医学院学报》2012 年第 3 期。
⑨ 张丽君：《针灸量词"痏"、"壮"考释》，《古汉语研究》1993 年第 1 期。

了考察与断代探析，为物量词的成因及其发展的研究提供了佐证。① 毛永森《古代医籍中中药的特殊量词》讨论了古医籍中"铢""累""钧""方寸匕""梃"等量词的用法。② 郭秀梅等《中药量词从"物"到"味"的演变》通过对出土文献及晋唐医书的考证和研究，得出隋代以前中药常用量词为"物"，而非"味"。"味"作为中药量词，大致始于唐代，并证实了现存的《伤寒论》《金匮要略》与张仲景的原著有别。③ 叠音词的研究如李从明《〈本草纲目〉叠音词选释》（《陕西中医函授》，1989），张杏洁《迭音词的运用及特点》（《中医药文化》，1992）。联绵词的研究如王筑民《古医籍中联绵词的音转形变》（《中医药文化》，1989）。其他词的研究如田亮《医案中的古今同形词》（《中医药文化》，1985），黄哲《〈黄帝内经〉复合词语义表达特点刍议》（《医古文知识》，1997），金中《黄帝内经重言词浅论》（《医古文知识》，1998），金中《试论"内经"复音词的构词法》（《医古文知识》，1998），崔锡章《中医要籍重言研究》（学苑出版社，2008），王鹤璇《浅论〈黄帝内经〉中的重言词》（《重庆科技学院学报》，2009），等等。

关注词义特点研究的如：许志泉《中医学术语的多义性及其标准化》首先统计了基础理论类、方剂类词语，然后通过与西医医学术语进行比较，最后得出中医术语具有"多义性"的特点。他认为中医学术语的"多义性"对中医学的发展危害性很大，于是提出了中医行业词汇标准化的思路。④ 赵丽梅《认知与对话：〈黄帝内经〉一词多义的认知研究》分别用认知语言学的原型范畴理论、隐喻/转喻理论和框架语义理论对《黄帝内经》中存在的多义词展开了多维度探讨。⑤

关注前人研究得失的如：段逸山《〈素问〉王冰注释义方式研究》（《中医药文化》，1992），崔锡章《论林亿校注〈脉经〉的贡献》（《医古文知识》，1997），黄作阵《明·陈第语音时空观在〈内经〉语言研究中的作用和意义》（《北京中医药大学学报》，2001），王育林《试论清儒〈黄

---

①　张丽君：《〈五十二病方〉物量词举隅》，《古汉语研究》1998 年第 1 期。

②　毛永森：《古代医籍中中药的特殊量词》，《陕西中医》1994 年第 10 期。

③　郭秀梅、崔为等：《中药量词从"物"到"味"的演变》，《医古文知识》2000 年第 2 期。

④　许志泉：《中医学术语的多义性及其标准化》，《山东中医学院学报》1994 年第 5 期。

⑤　赵丽梅：《认知与对话：〈黄帝内经〉一词多义的认知研究》，中国社会科学出版社，2016。

帝内经〉音韵训诂研究》（北京中医药大学博士学位论文，2004），黄作阵《郭霭春〈黄帝内经素问校注语译〉的训诂成就》（《北京中医药大学学报》，2005），黄作阵《近30年中医训诂成就研究》（北京中医药大学博士学位论文，2006）。另外，关注日本学者研究得失的如：张如清《清儒研治内经及其对中日医界的影响》（《中华医史杂志》，1989），张其柸等《丹波父子对医籍训诂的贡献》（《中国医药学报》，1989），刘克春《多纪（丹波）氏历世医著考》（《医古文知识》，1998）。

三　中医行业词汇研究意义

中医行业词汇因为"专业性强"及"中医学者多不长于语言文字之学"等原因一直未受到语言学界足够的重视，加大中医行业词汇的研究，具有重要的语言学意义。

（一）有助于辞书的编撰

对中医行业词汇进行研究，可以对辞书存在的诸多问题，比如语音或词形讹误、释义不当、书证缺失或太晚等进行纠正。

纠正语音或词形讹误，如"膻中"。其义项有二：①胸腔中央心包所在处；②膻中穴。《内经词典》[①] 标注"膻"的语音为"tán"，《古今汉语实用词典》[②]《现代汉语大词典》[③]《新世纪现代汉语词典》[④] 等皆标注为"shān"。这四部词典都未标注其正确的读音。结合医学典籍对该词的解释，以及对其造词理据的分析，"膻中"之"膻"当读为"dàn"。《说文解字·肉部》："（膻）徒旱切。"《广韵·旱韵》："《说文》云：肉膻也。"然而"膻"为何读为"dàn"？《说文解字》《广韵》并未提及。根据沈兼士研究，"但""膻"声符皆为"旦"，"但"与"膻"皆为变易之重文，其义皆来源于"旦"。"旦"有三种含义：①生；②徒；③白。[⑤] 结合训诂学及中医学知识，"膻中"之"膻"当为"徒"义。而"徒"有"空"义，《左传·襄公二十五年》："齐师徒归。"杜预注："徒，空也。"

---

①　张登本、武长春主编《内经词典》，人民卫生出版社，1990。
②　吴昌恒：《古今汉语实用词典》，四川人民出版社，1995。
③　现代汉语大词典编委会编《现代汉语大词典》，上海辞书出版社，2000。
④　王同亿主编《新世纪现代汉语词典》，京华出版社，2001。
⑤　《沈兼士学术论文集》，中华书局，1986，第289~293页。

　　"膻中"首见于《黄帝内经》,《重广补注黄帝内经素问·灵兰秘典论》:"膻中者,臣使之官,喜乐出焉。"王冰注:"膻中者,在胸中两乳间,为气之海。"① 由此可知,"膻中"具体所指为"胸腔"。《灵枢经·胀论》:"夫胸腹,藏府之郭也。膻中者,心主之宫城也。"② 《灵枢经·海论》:"膻中,为气之海。"③ 张景岳注:"膻中,胸中也,肺之所居。"④李时珍《奇经八脉考·释音》:"膻,音亶,胸中也。"⑤ 由此可知,"膻中"表示胸下之空旷之处。另,"膻"以旦声字"胆"为之,而"胆"在现代汉语中可表"空"义。比如"壶胆"之"胆"义为"装在器物内部而中空的东西"。综上所述,"膻"表"空"义,而"空"义来源于"旦","膻"与"旦"声符相同,应读为"dàn"。

　　"缪刺"为针刺方法之一,特点为"病在左取之右,病在右而取之左"。《重广补注黄帝内经素问·缪刺论》:"愿闻缪刺以左取右、以右取左奈何?"⑥ 张登本、武长春主编的《内经词典》⑦ 和郭霭春主编的《黄帝内经词典》⑧,皆认为"缪"的读音为"miù"⑨。"缪"读为"miù",词义难通。据医学以及训诂学知识,"缪"当读为"jiū"。

　　纠正释义不当,如"痿弱"。《汉语大词典》:"肢体萎缩软弱。"《本草纲目·主治·痿》:"白胶、鹿茸、鹿角、麋角、腽肭脐,并强阴气,益精血,补肝肾,润燥养筋,治痿弱。"《本草纲目》所言"痿弱"并非"肢体萎缩软弱"义。"白胶""鹿茸""鹿角"等中药都有壮阳作用,此处它表示的是性功能障碍"阳痿"义。再如唐王焘《外台秘要·虚劳阴痿方》:"远志丸,疗男子痿弱丸。"⑩ 此中的"痿弱"也为"阳痿"之义。

　　补充或提前书证,如"口疮"。《汉语大词典》没有书证。该词早在

①　(唐)王冰注《重广补注黄帝内经素问》卷三,中医古籍出版社,2017,第47页。
②　《灵枢经》卷六,商务印书馆,1931,第62页。
③　《灵枢经》卷六,商务印书馆,1931,第67页。
④　(明)张介宾:《类经》卷九,人民卫生出版社,1965,第295页。
⑤　(明)李时珍:《奇经八脉考》,王罗珍、李鼎校注,上海科学技术出版社,1990,第115页。
⑥　(唐)王冰注《重广补注黄帝内经素问》卷十八,中医古籍出版社,2017,第301页。
⑦　张登本、武长春主编《内经词典》,人民卫生出版社,1990,第412页。
⑧　郭霭春主编《黄帝内经词典》,天津科学技术出版社,1991,第928页。
⑨　《汉语大词典》未收录该词。李经纬、邓铁涛等主编《中医大辞典》(人民卫生出版社,1995)未注音。
⑩　(唐)王焘:《外台秘要》卷十七,人民卫生出版社,1955,第485页。

《素问·气交变大论》中就已出现："民病口疮，甚则心痛。"①

"白癜风"，《汉语大词典》没有书证。该词在《备急千金要方》中已出现："九江散，主白癜风及二百六十种大风方。"②

"鼻衄"，《汉语大词典》引隋巢元方《诸病源候论·鼻衄候》，年代稍晚。该词在魏晋已出现，晋皇甫谧《针灸甲乙经·脾胃大肠受病发腹胀满肠中鸣短气第七》："虚则鼻衄，癫疾，腰痛溅溅然汗出，令人欲食，欲走，承筋主之，取脚下三折，横视盛者出血。"③

"痔疮"，《汉语大词典》引元朱震亨《丹溪心法》，年代稍晚。该词在唐代已出现，《备急千金要方·痔漏》："治谷道痒痛，痔疮，槐皮膏方。"④

"紫石英"，《汉语大词典》引唐刘恂《岭表录异》，年代稍晚。该词在汉代已出现，魏吴普等述《神农本草经·紫石英》："味甘温。主心腹咳逆，邪气，补不足，女子风寒在子宫，绝孕，十年无子。久服，温中，轻身延年。生山谷。"⑤

（二）有助于解释文献中涉及的中医词语

古典文献之中，经常含有一些中医行业词，因为牵涉医理，词汇比较专业，时常被人误解或难以解读。比如《金瓶梅词话》第五十九回如此描写官哥儿受到惊吓后的状态：

> 乔大户家一日一遍使孔嫂儿来看，又举荐了一个看小儿的鲍太医来看，说道："这个变成天吊客忤，治不得了。"

"天吊客忤"为中医行业用语。因为中医行业词汇的专业性，许多学者训释该词语的时候多有错误。比如白维国就误解了该词："星命用语，指冲犯了煞星邪祟。客，邪祟。"⑥

---

① （唐）王冰注《重广补注黄帝内经素问》卷二十，中医古籍出版社，2017，第359页。
② （唐）孙思邈：《备急千金要方》卷二十三，人民卫生出版社，1955，第426页。
③ （晋）皇甫谧：《针灸甲乙经》，张全明校注，科学技术文献出版社，2010，第370页。
④ （唐）孙思邈：《备急千金要方》卷二十三，人民卫生出版社，1955，第423页。
⑤ （魏）吴普等述《神农本草经》卷一，（清）孙星衍、孙冯翼辑，科学技术文献出版社，1996，第8页。
⑥ 白维国编《金瓶梅词典》，线装书局，2005，第387页。

雷汉卿认为之前的研究都没有明确"天吊""客忤"的意思。他在总结已有训释的得失之后，既正确解释了该词语，还厘清了其造词理据。他认为："'天吊'为一种小儿惊痫症，病发后的症状一是身体抽搐，二是眼睛上翻（仰视），其状若'神祟'，'天吊'因此得名。……所谓'客'之外来之邪气即'非常之物或未经识见之人'，这种'客气'触动小儿精神，便会生病，就叫'客忤'。"①

（三）充实新词新语研究的内容

中医行业词汇对新词新语的产生有着深刻的影响，它是新词新语产生的重要途径之一。张显成认为中医行业词汇可以通过语素渗透的方式产生出新词。② 张虹也认为："行业语在新词中的使用出现了一些新特点，包括赋予普通词新的行业语意义，行业语通过语义的泛化进入新词，语义泛化后的行业语在构形上的变化表现为增加语素、减少语素和替换语素……行业语必将以势不可挡的态势不断地进入新词。"③

刘正光认为"非范畴化"就是范畴中的成员丧失了范畴中的部分典型性特征，而范畴成员从"非范畴化"后到进入新的范畴之前，会处于一种不稳定的中间状态，在这种状态下，它在丧失原特征的同时，也会获得新的特征。④ 中医行业词汇发生"非范畴化"后，失去了该范畴内的典型特征而成为"类词缀"，这种"类词缀"便为该词进入新范畴之前的中间状态。"类词缀"与其他语素组合之后产生了大量新词。

比如"症"，"非范畴化"失去［＋疾病］等典型范畴特征之后，成为"类词缀"与其他语素组合，构成"症"类词族，产生大量的新词新语，如"拖延症""务虚症"等。

再如"脉"类词族："人脉""国脉""地脉""语脉""情脉"等。在这一词族中，"脉"的［＋人体］等典型范畴特征丢失，由指称具体的事物转变为指称更加抽象的事物，产生了大量的新词。

中医行业词汇对新词新语的渗透已引起诸多学者的关注，比如《100

---

① 雷汉卿：《释"天吊客忤"》，《中国语文》2006 年第 5 期。
② 张显成：《先秦两汉医学用语汇释》，巴蜀书社，2002，第 43 页。
③ 张虹：《行业语在新词中使用的新特点》，《语言文字应用》2015 年第 1 期。
④ 刘正光：《语言非范畴化的工作机制》，《外语研究》2005 年第 1 期。

年汉语新词新语大词典》就收录了大量来源于中医行业的新词新语，如"发烧""发烧友""把脉"等。①

四 中医行业词汇研究理论及方法

本书以语义和语用为基本主线，将静态与动态研究相结合，综合运用"非范畴化理论"（decategorization theory）、"概念隐喻理论"（conceptual metaphor theory）、"语域理论"（register theory）等，从基本类型的归纳到研究对象的全面梳理，对中医行业词汇的类别、特点、理据、行业语泛化、文化内涵等方面进行分析。

（一）研究理论

1. 非范畴化理论

范畴是人类理性思维的逻辑形式，它能反映出事物的本质属性和普遍联系。② 王寅指出："'范畴化'是指人们划分范畴的过程和方式，体验哲学和认知语言学将其描写为'人们基于互动体验，对外界事体（事物、事件、现象等）的属性进行适度概括和类属划分的心智过程或理性活动'。人们通过这一过程或活动就可赋予世界以一定结构，使其从无序转向有序，它是人们认识世界的一个关键性认知方式。"③ 它是人类认知的重要特征之一，其作用在于：①给混沌的世界建立秩序，找出事物的结构关系；②实现认识过程中的经济原则。④

经典范畴理论和原型范畴理论是范畴理论的两大重要组成部分。语言学家泰勒（Taylor）认为经典范畴理论（classical categorization theory）有以下几个假定：①范畴内所有成员的地位是平等的；②特征是二分的；③范畴间的界限是明确的；④范畴由一组必要和充分条件来定义。⑤ 这样的观点显得绝对而简单，因此遭到许多语言学家如莱考夫（Lakoff）⑥ 等人的批

---

① 宋子然主编《100 年汉语新词新语大辞典》，上海辞书出版社，2014。

② 文旭、江晓红：《范畴化：语言中的认知》，《外语教学》2001 年第 4 期。

③ 王寅：《什么是认知语言学》，上海外语教育出版社，2011，第 31 页。

④ 刘润清、刘正光.《名词非范畴化的特征》，《语言教学与研究》2004 年第 3 期。

⑤ Taylor, J. R., *Linguistic Categorization: Protorypes in Linguistic Theory*, Oxford: Oxford University Press, 1989, p. 79.

⑥ Lakoff, George, *Women, Fire and Dangerous Things: What Categories Reveal about the Mind*, Chicago: The University of Chicago Press, 1987.

评。他们指出：①由于强调范畴成员的地位平等，因此必然有许多实体被排除在外，仅能说明范畴化的很小一部分内容；②特征的二分法意味着，当面对大量的中间现象和边缘范畴成员时，该理论无能为力；③只能静态地说明范畴化过程，对语言与认知过程中的创造性无法做出动态解释。因经典范畴理论的局限性，产生了家族相似性理论。该理论认为范畴之间的边界是邻近性的、模糊的。范畴边界的确定取决于交际目的、语境。家族相似性关系存在于同一范畴内不同成员之间。比如 A 像 B、B 像 C 等，而 A 和 C 之间的相似点可能不存在。罗施（Rosh）、梅尔维斯（Mervis）等人将其引入认知心理学的研究，奠定了该理论在原型范畴理论中的地位。①

家族相似性理论对经典范畴理论的修正犯了矫枉过正的毛病。如果说经典范畴理论对范畴成员的要求太严、太高的话，那么家族相似性理论对范畴成员的要求太松、太低。原型范畴理论是经典范畴理论与家族相似性理论两种理论的折中。基于原型的原型范畴理论认为：①不是所有的范畴都能用充分必要特征来限定；②范畴的边界是模糊的、不固定的；③实体（entity）是根据它们的属性（attributes）来加以范畴化的，这些属性是连续的标度；④同一范畴内的成员特征并不相同。有较典型的成员，有非典型的成员。有较好的样本与较差的样本之分，这些样本在说话人的心目中地位并不相等。② 目前各种研究表明，原型范畴理论比经典范畴理论具有更强的解释力，因为它能更准确、更全面地揭示概念与思维、思维与语言之间的关系。更重要的是，它能对经典范畴理论无法解释的大量处于中间状态的现象做出合理的解释。③

1984 年，霍珀（Hopper）和汤普森（Thompson）提出"非范畴化"概念，用来解释词类范畴属性的动态性④，比如词类在一定的语境中丢失其基本语义和句法特征。同时他也指出，"非范畴化"就是"实词到虚词的转变"，同样把它当作语法化的原则。其实，如果仅仅把"非范畴化"

---

① 刘正光：《语言非范畴化：语言范畴化理论的重要组成部分》，上海外语教育出版社，2006，第 16 页。

② 袁毓林：《词类范畴的家族相似性》，《中国社会科学》1995 年第 1 期。

③ 刘正光：《语言非范畴化：语言范畴化理论的重要组成部分》，上海外语教育出版社，2006，第 2 页。

④ Hopper, P. & Thompson, S. A., "The Discourse Basis for Lexical Categories in Universal Grammar," *Language*, 1984（4）.

当成语法化的一个原则，就太过于局限了。"非范畴化"与语法化的关系是整体与部分的关系，前者包括后者。① 事实上，大量的实词在跨语域过程中，都存在"非范畴化"现象。比如中医行业词语"难产"泛化到经济语域之后，便丧失了作为动词的许多范畴特征。在短语"计划难产"中，"难产"的动作特征虚化，不再是一个实实在在的动作，而仅为观念上的一个行为。

"非范畴化"的重要语言学意义在于原有范畴失去某些特征的同时，新范畴获得了某些特征。语言系统自我更新的主要机制就是对现有资源的重新组合和功能扩展。在组合和扩展的过程中，必然伴随着范畴内成员资格和地位的变化，这个变化的过程就是非范畴化。② 刘正光认为，非范畴化其实就是在特定的环境下范畴内的成员渐渐失去范畴内典型语义或语用特征的过程。这些成员在发生非范畴化后，在还未泛化到新的范畴之前，是一种处于两者之间的不稳定的状态。也就是说，还存在中间范畴，其位于原有范畴和即将产生的新范畴之间。原范畴成员在获取新范畴特征的同时丧失了原范畴的某些典型特征。③ 陆俭明也指出："语言系统毕竟是有限的，不能无限制地增加语言的实体，于是就利用'非范畴化'这种手段，来不断扩展或转移词语的语义或语法功能，以适应人类认知上的这种不断深化的需求。"④ "非范畴化"带来的直接后果就是使新范畴获得了语义和语法功能的特征。这一特点在中医行业词汇"非范畴化"过程中体现得较为明显。比如"把脉"一词，当其从中医行业跨入经济"语域"之后，失去原范畴典型特征，发生"非范畴化"，获得新的语义和语法特征。在"把脉中国经济"中，"把脉"的语义特征扩大的同时，语法特征也获得了增加。在中医行业内，"把脉"为不及物动词，而"非范畴化"后，变为及物动词，可以接宾语"经济"，语法功能扩大。

---

① 刘正光：《语言非范畴化：语言范畴化理论的重要组成部分》，上海外语教育出版社，2006，第 6 页。
② 刘正光：《语言非范畴化：语言范畴化理论的重要组成部分》，上海外语教育出版社，2006，第 7 页。
③ 刘正光：《语言非范畴化的工作机制》，《外语研究》2005 年第 1 期。
④ 陆俭明：《语言非范畴化：语言范畴化理论的重要组成部分·序》，刘正光《语言非范畴化：语言范畴化理论的重要组成部分》，上海外语教育出版社，2006。

2. 隐喻理论

在众多研究隐喻的学者中，对语言学界影响较大者，当推莱考夫。当隐喻研究囿于传统视角时，莱考夫的研究无疑是另辟蹊径，使隐喻研究形成理论系统，给隐喻研究开辟了一个新天地。[①] 莱考夫和约翰逊在《我们赖以生存的隐喻》中提出了概念隐喻理论。[②] 该理论首次被引入语用认知研究领域，构成了现代隐喻认知的基本框架。

概念隐喻理论认为隐喻不仅仅是语言修辞手段，还是一种思维方式——隐喻概念体系（metaphorical concept system）。作为人们认知、思维、经历、语言甚至行为的基础，隐喻是人类生存主要的和基本的方式。[③] 束定芳认为，其本质上是一种认知现象。[④] 她还指出："现代隐喻研究的最大贡献之一，是发现隐喻并非一种可有可无的修辞现象，而是人类认知世界过程中一种不可或缺的重要方式和手段。"[⑤] 莱考夫和约翰逊还认为隐喻在日常生活中无处不在（pervasive），不但在语言中，而且在思想和行为中。我们赖以进行思考和行动的日常概念系统，在本质上也基本上是隐喻性的。[⑥] 而据莱考夫和约翰逊的统计，普通语言中大约 70% 的表达方式来源于隐喻概念。[⑦]

隐喻涉及两项。林书武认为，从外在形式上看，隐喻的结构都比较简单。它既可以是一个词组，也可以是完整的句子。它们的基本形式都是"A 是 B"。我们可以把基本式"A 是 B"中的 A 和 B 看作两个项。我们可以说，所有的隐喻都包含这两个基本项。[⑧] 莱考夫等人谈到隐喻是什么这一本质问题时说，人们借助一个概念领域结构去理解另一个不同的概念领

① 林书武：《国外隐喻研究综述》，《外语教学与研究》1997 年第 1 期。
② Lakoff, G. & M. Johnson, *Metaphors We Live by*, Chicago：University of Chicago Press, 1980, pp. 5 – 153.
③ 赵艳芳：《语言的隐喻认知结构——〈我们赖以生存的隐喻〉评介》，《外语教学与研究》1995 年第 3 期。
④ 束定芳：《隐喻学研究》，上海外语教育出版社，2000，第 28 页。
⑤ 束定芳：《论隐喻的认知功能》，《外语研究》2001 年第 1 期。
⑥ Lakoff, G. & M. Johnson, *Metaphors We Live by*, Chicago：University of Chicago Press, 1980, p. 4.
⑦ 赵艳芳：《语言的隐喻认知结构——〈我们赖以生存的隐喻〉评介》，《外语教学与研究》1995 年第 3 期。
⑧ 林书武：《国外隐喻研究综述》，《外语教学与研究》1997 年第 1 期。

域结构，这就是隐喻。① 国内对隐喻两项的研究也取得了丰富的成果。胡壮麟认为，语言隐喻和概念隐喻关系密切，前者实际上是后者在语言系统中的表现。其意思就是，我们首先要在概念上将一个范畴通过隐喻转化为另一个范畴，然后才有语言中将一个词语隐喻化为另一词语的现象。② 束定芳认为，隐喻两项涉及两个不同领域内的概念，隐喻意义的产生是两个概念之间互相作用的结果。这一互相作用通过映射的方式进行。在映射过程中，属于某一领域的相关概念和结构被转移到另一领域，最终形成一种经过合成的新的概念结构，即隐喻意义。③ 李瑛等认为隐喻的两项，即本体和喻体是从一个语域向另一个语域的映射，分属不同范畴。④ 而陆俭明则认为，不宜认为隐喻、转喻是一个认知域映射另一个认知域的问题，而宜假设为一个认知域激活另一个认知域。⑤

关于隐喻两项是如何建立联系的，赵艳芳认为："（相似性）这一原则在概念和语言的形成中是最为重要的原则。相同或相似的事物被给予相似的名称，类似事物可用来互为比喻等等。"⑥ 束定芳认为："这一映射和整合过程的基础是两个领域在某些方面的相似性。"⑦ 李佐文等认为："事物之间的相似性联系是隐喻的基础……两个事物的具体相似性是指二者共有的理化特点，如形状、色泽、空间、时间、运动形式、状态、功能特点等。"⑧ 王文斌认为："相似性在隐喻构建中具有不可或缺的作用，若没有源域与目标域之间的相似性，任何隐喻均是无本之木。"⑨

事物之间的相似性是多样的，可分为两种：感官相似性、超感官相似性。⑩ 马明认为，隐喻相似性分为物理相似性和心理相似性两大类。物理

---

① 林书武：《国外隐喻研究综述》，《外语教学与研究》1997 年第 1 期。
② 胡壮麟：《语言·认知·隐喻》，《现代外语》1997 年第 4 期。
③ 束定芳：《论隐喻的运作机制》，《外语教学与研究》2002 年第 2 期。
④ 李瑛、文旭：《从"头"认知——转喻、隐喻与一词多义现象研究》，《外语教学》2006 年第 3 期。
⑤ 陆俭明：《隐喻、转喻散议》，《外国语》2009 年第 1 期。
⑥ 赵艳芳：《认知语言学概论》，上海外语教育出版社，2001，第 97 页。
⑦ 束定芳：《论隐喻的运作机制》，《外语教学与研究》2002 年第 2 期。
⑧ 李佐文、刘长青：《论隐喻的相似性基础》，《河北大学学报》（哲学社会科学版）2003 年第 3 期。
⑨ 王文斌：《再论隐喻中的相似性》，《四川外语学院学报》2006 年第 2 期。
⑩ 刘雪春：《论比喻的相似性》，《修辞学习》2001 年第 6 期。.

的相似多体现在外表、功能和形状等方面，心理的相似又可分为个体心理相似和文化心理相似。^① 王文斌认为隐喻相似性主要有物理相似性和心理相似性两大类。^②

隐喻具有认知功能，人类通过隐喻的方式来观察世界。美国学者博伊德（Boyd）等人说隐喻能提供观察世界的新方法，提供看待事物的新角度；其另一个认知功能是能创造出新的语言意义，表达新的思想。我们在理解隐喻的过程中，总会获得一些新意。^③ 赵艳芳认为隐喻有四种形式：隐喻作为认识事物的新视角，隐喻是人类组织概念系统的基础，隐喻作为人类组织经验的工具，以及隐喻是类推说理的手段。^④ 胡壮麟认为隐喻与认知之间存在着更重要、更深层的关系。隐喻可以提高人们对尚无名称的或尚不知晓的事物进行组合的能力以及推动教育和医疗工作。关于语言、认知与隐喻的关系，如图 0 - 1 所示。

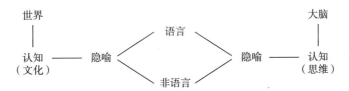

图 0 - 1 语言、认知与隐喻的关系

资料来源：胡壮麟《语言·认知·隐喻》，《现代外语》1997 年第 4 期。

3. 语域理论

语域（register）是认知语言学研究的重要内容，它可以用来描写语义单位或概念特点。^⑤ 韩礼德（Halliday）等人对"语域"理论做了更深入的探讨和研究。^⑥ 他们在研究"语言规划框架"时发现人类的语言会因其使用功能的不同而相应地发生变化。这种因使用功能的不同而产生的新的语言变化就是语域，即"语言使用的功能变体"。韩礼德还认为，不同语域

① 马明：《隐喻相似性及其认知研究》，《东北大学学报》（社会科学版）2005 年第 5 期。
② 王文斌：《再论隐喻中的相似性》，《四川外语学院学报》2006 年第 2 期。
③ 林书武：《国外隐喻研究综述》，《外语教学与研究》1997 年第 1 期。
④ 赵艳芳：《认知语言学概论》，上海外语教育出版社，2001。
⑤ 李福印：《意象图示理论》，《四川外语学院学报》2007 年第 1 期。
⑥ Halliday, M. A. K, Mcintosh, Augus. & Strevesn, Peter, *The Linguistic Science and Language Teaching*, London：longman, 1964, p. 75.

之间的差异主要体现在语言要素的形式上，更具体一些就是体现在语法和词汇上。和语法要素相比，词汇的差异表现得更为突出。比如量词"服"主要用于中医行业称量中药方剂。

语境就是语言使用时的环境。语境主要有两类：情景语境和文化语境。情景语境就是当时正在发生的周围实际的场景；文化语境指的是语言使用者所处的社会文化心理，也就是整个社会的背景。韩礼德把"情景语境""文化语境"与语言系统联系起来。[①] 他认为语境是一个系统的层面，这个层面有两种表现形式：文化语境和情景语境。文化语境的作用主要通过情景语境来实现，而情景语境直接与语言联系，是语篇的直接环境。[②]

国内学者胡壮麟等人对语域的三个变量"语场""语旨""语式"也进行了研究。他们认为谈话的话题以及场所等情景因素就是话语范围，即语场。交谈的话题可以是非技术性的，也可以是技术性的。话语基调即语旨，指的是交谈双方的社会角色关系即个人基调（personal tenor）和语言活动的目的即功能基调（functional tenor）。话语方式（语式）指语言活动所采用的媒介或渠道，它可能是口头的，也可能是书面的，或者是介于两者之间的。[③]

语域具有"反映文化"和"预测"两种功能。程晓堂对这两种功能做了详尽的解释，他认为语域的预测功能指的就是我们既可以根据话语篇章内容来对可能产生该语篇的语境进行预测，还可以根据语境来预测语篇的结构、意义以及语篇中使用的语法和词汇的类型。[④] 胡壮麟等认为，我们既可以依据语篇来预测可能产生这个语篇的语境，还可以根据语境来预测语篇。他们由此得出，语域的语篇预测功能是双向的。[⑤]

（二）研究方法

1. 描写与解释相结合

如实、全面地描写是研究中医行业词汇最基础的工作。是否能真实、

---

① 顾建敏：《语境与语义研究》，《河南大学学报》（社会科学版）2004 年第 6 期。
② 赵婷：《语域理论视角下的幽默研究——以〈老友记〉为例》，上海外国语大学博士学位论文，2011，第 38 页。
③ 胡壮麟、朱永生、张德禄编著《系统功能语法概论》，湖南教育出版社，1987。
④ 程晓堂：《语域理论与诗歌的语义和语用分析》，《语言教学与研究》2004 年第 4 期。
⑤ 胡壮麟、朱永生等：《系统功能语言学概论》，北京大学出版社，2005，第 276 页。

准确地描写决定着研究的成败。在描写的基础上运用相关理论对中医行业词汇的理据、泛化等现象进行合理、正确的解释，由此达到分析和解释问题的目的。

2. 定量与定性相结合

本书通过查阅相关文献建立有一定数量的可操控语料数据库，对其进行定量统计。在定量描写的基础上，对中医行业词汇进行定性分析，即对语言各要素中存在的某些特点、性质等进行归纳和总结。

3. 共时与历时相结合

语言无时无刻不在发展变化，任何现实的语言要素都是历史的积淀，都是历时演变的结果。中医行业词汇的研究首先是建立在共时层面之上的，对中医行业的理据、文化内涵等进行静态描写。而若要弄清楚理据类型，探求语源信息、文化内涵等，还必须要结合对历时发展的研究。

4. 比较分析法

比较分析法是确定事物之间相同点和不同点的思维方法，通过事物不同点的比较，可以对事物有全新的认识。比较分析法一般分为横向比较与纵向比较。本书对中医行业词汇的分类、理据类型及行业语泛化的探讨，都采用了比较分析法。

五　语料来源

①经典中医医学典籍及相关注书。中医医学典籍如《黄帝内经》《伤寒论》《金匮要略》《难经》《肘后方》《神农本草经》《针灸甲乙经》《本草纲目》《医宗金鉴》等，注书如《神农本草经集注》《黄帝内经太素》《重广补注黄帝内经素问》《注解伤寒论》《素问集注》等。

②北京大学汉语语言学研究中心 CCL 语料库共 674 万条古代汉语及现代汉语语料。

③根据需要，本书有少量的自拟语料。

|第一章|
中医行业词汇分类与特点

中医行业词汇十分丰富，可以从不同角度对其分类。对中医行业词汇进行分类，可以进行系统的分析，提高词语研究效率。本章第一节从中医学及语言学的角度对中医行业词汇进行了分类。与普通词汇相比，中医行业词汇拥有自身固有的一些特点。第二节讨论了中医行业词汇的特点。

第一节　中医行业词汇分类

吕叔湘说："首先一个问题是为什么要给词语分类（首先是词，其次是短语）？回答是主要为了讲语句结构：不同类的词或短语在语句结构里有不同的活动方式。"① 对研究对象分类是一项基础性的工作，本书对中医行业词汇分类有以下几点考量。从中医学角度划分，可以为第三章分析中医行业词汇"泛化的不平衡性"提供数据上的参考；从语言学角度划分，有助于从共时与历时的角度对中医行业词汇理据进行探讨。

一　从中医学角度划分

中医词典是收集中医词语，按一定顺序排列并加以解释以供人们检索的工具书。其对收集的词语都有一个基本的分类，以便使用者检索和查阅。对中医词典的分类进行考察，可以给中医词语分类提供一些思路。本书对中医行业词汇的分类正是建立在中医词典对词汇分类的基础之上。本

---

① 　吕叔湘：《汉语语法分析问题》，商务印书馆，1979，第32页。

书对七部中医词典的中医行业词汇分类进行了全面的统计，这七部词典分别是：《中国医学大辞典》[①]《简明中医辞典》[②]《实用中医词典》[③]《中医大辞典》[④]《简明中医辞典》[⑤]《新编简明中医辞典》[⑥]《中医大辞典》[⑦]。这七部中医词典对所收词语的分类如表1-1所示。

表1-1　中医词典对中医行业词汇的分类

词典	类别											
《中国医学大辞典》	药名	方名	医家	医书	医学	身体	病名					
《简明中医辞典》	中医基础	中药	方剂	针灸	人物	文献	临床					
《实用中医词典》	中医基础	中药方剂	针灸推拿	医史人物	文献	临床各科						
《中医大辞典》	中医基础	中药	方剂	医史人物	中医文献	穴位	临床各科					
《简明中医辞典》	理论基础	药物	方剂	针灸	人物	文献	医史	诊断	按摩	养生	临床各科	
《新编简明中医辞典》	理论基础	中药	方剂	针灸	人物	文献	医史	诊断	按摩	养生	临床各科	辨证
《中医大辞典》	中医基础	中药	方剂	针灸	医史人物	文献	临床各科					

通过对比可知，中医词典对收录词语的分类标准不够统一，对词语范畴的上下级单位区分不够严谨，导致分类结果形式多样。比如除《中国医学大辞典》外，另外六部中医词典全部把"临床各科"与"理论（中医）基础"、"中药"、"方剂"、"针灸"等放在同一个层面进行讨论，分类标

① 谢观等编纂《中国医学大辞典》，商务印书馆，1988。《中国医学大辞典》现名为《中医大辞典》。而使用《中医大辞典》之名的还有李经纬、邓铁涛等主编的《中医大辞典》和高希言等主编的《中医大辞典》。为便于区别，《中国医学大辞典》采用旧称。

② 《中医大辞典》编辑委员会编《简明中医辞典》，人民卫生出版社，1979。

③ 朱文锋主编《实用中医词典》，陕西科学技术出版社，1992。

④ 李经纬、邓铁涛等主编《中医大辞典》，人民卫生出版社，1995。

⑤ 李经纬主编《简明中医辞典》，中国中医药出版社，2001。

⑥ 严世芸、李其忠主编《新编简明中医辞典》，人民卫生出版社，2007。

⑦ 高希言、朱平生、田力主编《中医大辞典》，山西科学技术出版社，2017。

准前后不一。对于"中药"和"方剂",中医词典的分类有合二为一的,有分开讨论的;"针灸"和"推拿"也是如此。关于分类的数量,最少的如《实用中医词典》分为6类,最多的则多达12类,如《新编简明中医辞典》。同为李经纬主编的两部辞典,词语类别相差十分巨大。《中医大辞典》把词语划分为7类,其另一部《简明中医辞典》分类有11种之多。

为了使分类结果趋于合理,首先要保证分类标准的统一。本书不采用"临床各科"标准进行分类,而仅从中医行业词汇指称事物的特点进行分类。比如"阴阳""五行""三焦",它们均为中医基础,根据指称对象的"相似性"可归为同一范畴;而"痰饮""消渴""血瘀"分别指称某一类疾病或致病因素,根据指称对象归为另一个范畴。

综合中医词典对中医行业词汇的分类,本书发现六部词典都把"基础理论类"单独列出,其可作为一个重要的范畴。"病证类"相关词语是中医行业词汇的重要组成部分,"病名""证候""病因"等都应是"病证"类行业语的下级范畴。与"病证类"相对应,"诊疗类"也应单独列出,其中"诊断""治法""方剂""针灸推拿""按摩""养生"等都属于它的下级单位。还应划分出"中药类"词语。本书没有把"中药""方剂"划分到同一类,是因为方剂是治法的体现①,加入了人的主观意识;而"中药"指的是某一味未经配伍的客体存在。"医史人物"、"人物"和"文献"关系密切,可同归为"医家医籍类"。综上所述,根据中医行业词汇指称对象的"相似性",本书把它们分为5类:①基础理论类;②病证类;③诊疗类;④中药类;⑤医家医籍类。

（一）基础理论类

中医基础理论,是以古代哲学阴阳五行学说为基础,以整体观念为指导思想,以脏腑经络的生理和病理为核心,以辨证论治为诊疗特点的医学理论体系。其之所以有强大的生命力,其根本原因,除了积累古往今来丰富的临床实践经验外,更主要的则是在其形成和发展过程中,中医一直受到中国古代唯物论和辩证法思想——精气学说和阴阳五行学说的深刻影响和指导,从而形成了较为完整的理论体系。②

① 广州中医学院主编《方剂学》,人民卫生出版社,1983,第1页。

② 刘燕池、郭霞珍:《中医基础理论》,科学出版社,2002,第2页。

中医基础理论类行业语包括哲学思想、脏象、气血精津液、经络、五运六气等类别。

【阴阳】

中医学理论体系的一个重要组成部分,贯穿于中医理论体系的各个方面,用来说明人体的组织结构、生理功能、病理变化,并指导着历代医家的临床诊断和治疗。[①]"阴阳"哲学观的消长转化、对立统一、互根互用等观点,能解决中医行业内一系列问题。

"阴阳"本是中国古代哲学的一对范畴。古代哲学家运用阴阳来阐释自然界两种对立和相互消长的物质势力或事物的两个方面。古人把"阴阳"哲学思想与医药实践结合起来,将"阴阳"范畴引入中医领域,成为中医学理论体系的基石。比如:

（1）阴阳者,天地之道也,万物之纲纪,变化之父母,生杀之本始,神明之府也。（《素问·阴阳应象大论》）

（2）水为阴,火为阳,阳为气,阴为味。（同上）

（3）故清阳为天,浊阴为地。（同上）

（4）夫言人之阴阳,则外为阳,内为阴。言人身之阴阳,则背为阳,腹为阴。言人身之脏腑中阴阳,则脏者为阴,腑者为阳。肝、心、脾、肺、肾,五脏皆为阴,胆、胃、大肠、小肠、膀胱、三焦,六腑皆为阳。（《素问·金匮真言论》）

从以上例句可以看出,中医所指"阴阳"内涵十分丰富,不仅把人体构造、生理功能等分为"阴阳",而且还将与医疗实践相关的自然之物也划分出"阴阳"。其对照关系如表1-2所示。

表1-2 中医"阴阳"对照

中医所指	阴	阳
四气	寒、凉	温、热
五味	酸、苦、咸	辛、甘

---

① 王农银:《中医基础理论》,中医古籍出版社,2003,第24页。

续表

中医所指	阴	阳
藏象	五藏（肝、心、脾、肺、肾）、色（晦暗）、声（低微）、脉（沉、迟、涩、小）	六腑（胆、胃、大肠、小肠、三焦、膀胱）色（鲜明）、声（洪亮）、脉（浮、数、大、滑）
人体	下部、体内、腹、内侧、筋骨	上部、体表、背、外侧、肌肤
证候	寒证、虚证、风寒束表证	热证、实证、心火亢盛证
症状	恶风、畏寒、无汗、冷、白清、稀	发热、气促、发汗、胀满、赤、干、稠
运动	衰退、向内、下降、抑制	亢进、向上、上升、兴奋
天干地支	乙、丁、己、辛、癸、丑、卯、巳、未、酉、亥	甲、丙、戊、庚、壬、子、寅、辰、午、申、戌

【藏象】

指人体内脏机能活动表现出的征象。藏，指人体的内脏；象，指人体脏器生理活动、病理变化所反映的征象。"藏"是"象"的内在本质，"象"是"藏"的外在表现。《重广补注黄帝内经素问·六节藏象论》："帝曰：藏象何如?"[1] 张景岳注："象，形象也。藏居于内，形见于外，故曰藏象。"[2] 张志聪注："象者，像也。论藏府之形像，以应天地之阴阳也。"[3]

"藏象"又作"脏象"，多词一义。中华人民共和国《中医基础理论术语》（GB/T 20348 - 2006）以"脏象"一词为标准形式。

（二）病证类

"病证"是"病"与"证"的合称。它既包括疾病名称及其相关的病因、病机等词语，又包括疾病证候等相关词语。

【鼻衄】

疾病名称，指流鼻血。《汉语大词典》所举最早例证出自隋巢元方《诸病源候论·鼻衄候》，年代稍晚。该词在魏晋已出现，晋皇甫谧《针灸甲乙经·脾胃大肠受病发腹胀满肠中鸣短气第七》："大肠实则腰背痛，痹寒转筋，头眩痛，虚则鼻衄癫疾，腰痛溅溅然汗出，令人欲食，欲走，承

---

① （唐）王冰注《重广补注黄帝内经素问》卷三，中医古籍出版社，2017，第56页。
② （明）张介宾：《类经》卷三，人民卫生出版社，1965，第33页。
③ （清）张志聪集注《黄帝内经集注·素问》，中医古籍出版社，2015，第54页。

筋主之，取脚下三折，横视盛者出血。"①

"衄"本义为"鼻孔出血"。《说文解字·血部》："衄，鼻出血也。从血，丑声。"《灵枢经·百病始生》："阳络伤则血外溢，血外溢则衄血。"②《重广补注黄帝内经素问·金匮真言论》："故冬不按蹻，春不鼽衄。"③

（1）肺开窍于鼻，热乘于血，则气亦热也。血气俱热，血随气发出于鼻为鼻衄。（《诸病源候论·鼻衄候》）

（2）天地川泽相通，如人四体，鼻衄炙脚而愈。（宋 吴曾《能改斋漫录·地理》）

（3）到如今成了鼻衄的锢疾，按了日子举发。怎还讥诮得老爷？（《醒世姻缘传》第九十一回）

【卒中】

疾病名称，即中风，又作"猝中"，多由脑血栓、脑出血等引起。"卒"通"猝"，义为"仓促，急速"。《玉篇·衣部》："卒，急也。""中"有"受到、遭受"之义。因该病系受到风邪等外部因素影响而猝然发生昏迷，不省人事，故名。

（1）饮酒中风，则为漏风。（《素问·风论》）

（2）卒中者，卒然不省人事，全如死尸，但气不绝，脉动如故，或脉无伦序，或乍大乍小，或微细不绝。（明 楼英《医学纲目·心与小肠部》）

【感冒】

疾病名称，指外感风寒或时令不正之气所致的表证。"感冒"为从古代延续下来的传承词，并非今天才有，更非来自西医。《中医大辞典》所举书证来自元朱震亨《丹溪心法·中寒》，《汉语大词典》所举书证来自清

---

① （晋）皇甫谧：《针灸甲乙经》卷九，王晓兰点校，辽宁科学技术出版社，1997，第79页。
② 《灵枢经》卷十，商务印书馆，1931，第101页。
③ （唐）王冰注《重广补注黄帝内经素问》卷一，中医古籍出版社，2017，第20页。

吴趼人《二十年目睹之怪现状》，书证较晚。"感冒"一词，在南宋就已出现，比如：

　　（1）如头疼发热，人总谓之感冒，不知其脉浮盛，其病恶风自汗。（南宋 王硕《易简方·序》）

　　（2）生科五积散，治感冒发热。（南宋 王硕《易简方·增损饮子药三十方纲目》）

【六淫】

为风、寒、暑、湿、燥、火六种病邪的合称。《汉语大词典》所引书证为清魏源《默觚上·学篇十四》，书证较迟。概括"六邪"之"六淫"一词在南宋就已出现：

　　（1）然六淫，天之常气，冒之则先自经络流入，内合于脏腑，为外所因。（南宋 陈言《三因极一病证方论》卷二）

【疠气】

"疠"通"厉"，是具有强烈致病性和传染性的外感病邪，易大规模流行，如"SARS""新型冠状病毒肺炎"等都归于中医疠气范畴。疠气异名较多，中医文献中又有"疫气""异气""毒气""乖戾之气""温疫""疫毒"等名称。[①]《重广补注黄帝内经素问·六元正纪大论》："阳乃布，民乃舒，物乃生荣。厉大至，民善暴死。"[②] 唐柳宗元《种仙灵毗》："穷陋阙自养，疠气剧嚣烦。隆冬乏霜霰，日夕南风温。"[③] 明吴有性《温疫论·自序》："夫瘟疫之为病，非风非寒非暑非湿，乃天地间别有一种异气所感。"[④]

（三）诊疗类

在中医的临床实践中，诊断和治疗相辅相成。诊疗类词语主要包括诊

---

①　魏睦新、杜立阳主编《中医学》，东南大学出版社，2004，第73页。

②　（唐）王冰注《重广补注黄帝内经素问》卷二十一，中医古籍出版社，2017，第398页。

③　《柳宗元全集》卷四十三，曹明纲标点，上海古籍出版社，1997，第376页。

④　（明）吴有性：《温疫论》，孟澍江、杨进点校，人民卫生出版社，1990，第7页。

断类及治疗类。

诊断类：诊，即诊察了解；断，指分析判断。诊断就是通过对患者的询问、检查，掌握病情，进而对患者的健康状态和病变本质进行辨识，并做出概括性判断。[①] 四诊和辨证，是中医诊断学的传统内容。[②]

【切】

用手对病人体表某部位进行按压，与望、闻、问三种诊断方法相结合，从而对疾病做出诊断的方法。其是临床上不可缺少的基本诊察方法。"切"体现了主要的动作特征。

（1）切而从之。（《素问·三部九候论》）

（2）越人之为方也，不待切脉、望色、听声、写形，言病之所在。（《史记·扁鹊仓公列传》）

（3）切脉、观色、聆声。（唐 刘禹锡《因论·鉴药》）

治疗类：主要包括治则及方法两类。"治则"为治疗原则的简称。治则是在中医学基本理论指导下确定的临床治疗立法及其实施的具体方案（方法）与手段（如遣药组方）等的原则归纳。

【三因制宜】

"人""时""地"为疾病治疗时的三种重要因素，"制宜"即根据不同的情况选择适宜的方法。"三因制宜"的治疗原则告诉我们，在疾病的治疗过程中，要根据人的年龄、体质及地区、气候、季节等因素确定最合适的治疗方法。[③]

治疗方法是在宏观的治疗原则指导下的具体治疗措施。它是在疾病治疗中的临床应用，包括方剂、推拿、按摩、针灸、火疗、气功、食疗等。

【抵当汤】

方剂名。主治伤寒畜血，发狂善忘，少腹硬满，脉沉而结，及妇人经水不利，脉证俱实。[④]《伤寒论·辨太阳病脉证并治》："太阳病六七日，表

---

① 李灿东主编《中医诊断学》，中国中医药出版社，2016，第 1 页。
② 宋一同主编《中医诊断学》，中国纺织出版社，2014，第 2 页。
③ 周超凡主编《中医治则学》，中医古籍出版社，1997，第 107 页。
④ 孙玉信、王晓田主编《方剂大辞典》，山西科学技术出版社，2014，第 633 页。

证仍在，脉微而沉，反不结胸，其人发狂者，以热在下焦，少腹当硬满，小便自利者，下血乃愈。所以然者，以太阳随经，瘀热在里故也。抵当汤主之。方六十四。水蛭熬，虻虫去翅足，熬，各三十个，桃仁二十个，去皮尖，大黄三两，酒洗。"①

关于此方剂的命名理据，金成无己认为"抵当"即"抵挡"，取此方剂抵挡疾病入侵之义。明方有执认为"抵当"即"至当"，认为该方剂"最为恰当"，如《伤寒论条辨·辨太阳病脉证并治上》："抵，至也……四物者，虽曰比上则为较剧之重剂，然亦至当不易之正治也。"② 以上两种解释并不符合《伤寒论》命名的一般规律。《伤寒论》所收共258个方子，而以方中某味中药命名的，约占79.5%。③ 该方名另有深意。

《尔雅·释虫》："蛭蝚，至掌。"梁陶弘景《名医别录·水蛭》："（水蛭）一名蚑，一名至掌。生雷泽，五月、六月采，暴干。"④ 由此可知，"蛭蝚""水蛭""至掌"多词一义，为同一味中药。"至"的古音为"脂韵章纽"，《广韵·至韵》："脂利切，去至，章。""抵"的古音为"脂韵端纽"，《广韵·荠韵》："都礼切，上荠，端。""掌"的古音为"阳韵章纽"，《广韵·养韵》："诸两切，上养，章。""当"的古音为"阳韵端纽"，《广韵·唐韵》："都郎切，平唐，端。"因端纽与章纽古音均为舌音双声，"至""抵"韵母相同，声母相近；"掌""当"韵母相同，声母相近。可见"抵当"即"至掌"，而"至掌"即"水蛭"。"抵当汤"有"水蛭"这味中药，所以该方剂命名为"抵当汤"。

（四）中药类

中药类词语可分成三类：品种类、性能类及炮制类。

品种类：中药按自然属性可分为三类：①植物类；②动物类；③矿物类。⑤

植物类中药是三类中药中数量最多的一种，因此中药也称中草药，历

---

① （汉）张仲景：《伤寒论》，上海中医学院伤寒温病教研组校注，上海科学技术出版社，1903，第34页。

② （明）方有执：《伤寒论条辨》，储全根、李董男校注，中国中医药出版社，2009，第18页。

③ 曾凤：《〈伤寒论〉抵当汤方名考证》，《北京中医药大学学报》2018年第9期。

④ （梁）陶弘景集《名医别录》卷三，尚志钧辑校，人民卫生出版社，1986，第301页。

⑤ 林乾良：《中药》，上海科学技术出版社，1981，第5页。

代介绍中药的医学典籍也多以"本草"冠名。

【芍药】

多年生草本植物，五月开花，颜色多而美丽，可供观赏，根可入药。"芍药"为联绵词，非定中式复合词。

"芍药"又写作"彴约"。"彴约"义为流星，《说文·人部》："彴，约也。从人，勺声。"段玉裁注："叠韵为训。《释天》曰：'奔星为彴约。'""奔星"即"流星"，"流星"为"彴约"，表示星耀光亮。

"芍药"亦作"勺药"。《诗经·郑风·溱洧》："维士与女，伊其相谑，赠之以勺药。"男女爱慕，赠以"勺药"，可见此花之美丽。"芍药"还可表示男女爱慕之情。明无名氏《驻云飞·闺怨》："芍药谁相赠，孔雀何年开画屏？"《本草纲目·草部·芍药》："芍药，犹婥约也。婥约，美好貌。此草花容婥约，故以为名。"① 范三畏等认为："汋（淖、绰）约与芍药，命义相通，有团转（丰满）、生动（流宕）、鲜明（显明）诸义。"②

动物类中药包括动物身体的全部或部分，以及动物的生理或病理产物。

【人中白】【人中黄】

"人中白"又称"人尿白""尿白碱"，为人尿自然沉结的固体物，具有清热降火、止血化瘀之功效。《本草纲目·人部·溺白垽》："人中白。滓淀为垽，此乃人溺澄下白垽也。以风日久干者为良。"③ 清吴仪洛《本草从新·人部·人中白》："人中白，又名溺白垽，降火清瘀。"④

"人中黄"为甘草末置竹筒内，于人粪坑中浸渍一定时间后的制成品。《本草纲目·人部·人中黄》："人中黄，以竹筒入甘草末于内，竹木塞两头，冬月浸粪缸中，立春取出，悬风处阴干，破竹取草，晒干用。"⑤ 清吴仪洛《本草从新·人部·人中黄》："用竹筒刮去青皮。纳甘草末于中。亦有用

---

① （明）李时珍：《本草纲目》（新校注本第三版中）卷十四，刘衡如、刘山永校注，华夏出版社，2008，第589页。
② 范三畏、伏俊连：《〈离骚〉释词二则》，《古籍整理研究学刊》1991年第3期。
③ （明）李时珍：《本草纲目》（新校注本第三版下）卷五十二，刘衡如、刘山永校注，华夏出版社，2008，第1925页。
④ （清）吴仪洛：《本草从新》，上海科学技术出版社，1958，第370页。
⑤ （明）李时珍：《本草纲目》（新校注本第三版下）卷五十二，刘衡如、刘山永校注，华夏出版社，2008，第1921页。

皂荚末者、紧塞其孔。冬月浸粪缸中。至春取出。洗悬风处，阴干取末。"①

矿物类中药指可供药用的天然矿物或矿物加工品。

【雄黄】【雌黄】

"雄黄"，亦称鸡冠石，橘黄色，中医用作解毒杀虫药。《汉语大词典》引《抱朴子·登涉》，例证稍晚。魏吴普等述《神农本草经·雄黄》："（雄黄）味苦平寒。主寒热，鼠瘘恶创，疽痔死肌，杀精物，恶鬼，邪气，百虫毒，胜五兵。炼食之，轻食神仙。"②

"雌黄""雄黄"中语素"黄"为"黄色"义，不难训解。至于为何用"雌""雄"名素③来命名此物，则需联系它们的出产处所。"雌黄""雄黄"分别产于山之阴阳。南朝梁陶弘景编《本草经集注·玉石》："（雄黄）武都，与雄黄同山生，其阴山有金，金精熏则生雌黄，采无时。"④魏吴普《吴普本草·玉石类》："（雄黄）神农：苦。山阴有丹雄黄，生山之阳，故曰雄。是丹之雄，所以名雄黄也。"⑤

因"雌黄""雄黄"分别产于山之阴阳两面，而中医基础理论认为"寒凉属阴，温热属阳""向阴则热，背阴则寒""雄为阳，雌为阴"，所以选用"雌""雄"来作为造词名素。

性能类词语如：

【四气】

四气又称四性，指中药寒、凉、热、温四种药性，其中寒为凉之极，凉为寒之渐，热为温之极，温为热之渐。寒性的中药如石膏、知母、黄连、大黄，凉性的中药如丹皮、生地、玄参、麦冬，热性的中药如附子、肉桂、干姜，温性的中药如小茴香、高良姜、艾叶。古人虽然没有明确提出"四气"，但是却早已将其用于医疗实践。《重广补注黄帝内经素问·至

---

① （清）吴仪洛：《本草从新》，上海科学技术出版社，1958，第370页。
② （魏）吴普等述《神农本草经》卷二，（清）孙星衍、孙冯翼辑，科学技术文献出版社，1996，第54页。
③ "名素"为构成事物名最小的取象单位。见李海霞《汉语对动物命名取象的优先规律》（《南京社会科学》2000年第10期）。
④ （南朝梁）陶弘景编《本草经集注》（辑校本）卷二，尚志钧、尚元胜辑校，人民卫生出版社，1994，第151页。
⑤ （魏）吴普：《吴普本草》，人民卫生出版社，1987，第8页。

真要大论》："寒者热之，热者寒之。温者清之，清者温之。"①《本草备要·药性总义》："凡药寒、热、温、凉，气也；酸、苦、甘、辛、咸，味也。气为阳，味为阴。气厚者阳中之阳，薄者阳中之阴。"②

炮制类词语如：

【炮制】

"炮制"又称"炮炙"，泛指药材的加工处理，如切饮片、炙、煅、淬等。其目的主要是加强药物效用，减除毒性或副作用，便于贮藏和服用，等等。

"炮"为形声字，从火，包声，本义为用烂泥等裹物而烧烤。中医学借用其本义表示"生药放在热铁锅里炒，使它焦黄爆裂"。

（五）医家典籍类

中医发展史上涌现出许多优秀医家。他们或在理论上有所建树，或在临床上功绩卓著，或以良好的医德为人们所称颂。同时，许多经典的医学著作也流传于世，是中华民族的宝贵文化财富。

【素问】

《素问》作为书名使用最早见于《伤寒杂病论·序》："感往昔之沦丧，伤横夭之莫救，乃勤求古训，博采众方，撰用《素问》《九卷》《八十一难》《阴阳大论》《胎胪药录》并平脉辨证，为《伤寒杂病论》合十六卷。"③

关于《素问》的命名理据，《黄帝内经素问》云："所以名《素问》之义，全元起有说云：素者，本也。问者，黄帝问岐伯也。方陈性情之源，五行之本，故曰《素问》。元起虽有此解，义未甚明。按《乾凿度》云：'夫有形者生于无形，故有太易，有太初，有太始，有太素。太易者，未见气也。太初者，气之始也。太始者，形之始也。太素者，质之始也。气形质具，而疴瘵由是萌生。故黄帝问此太素质之始也。'《素问》之名，义或由此。"④

---

① （唐）王冰注《重广补注黄帝内经素问》卷二十二，人民卫生出版社，1963，第523页。
② （清）汪昂辑《本草备要·总义》，商务印书馆，1918，第1页。
③ （汉）张仲景：《伤寒论·序》，上海中医学院伤寒温病教研组校注，上海科学技术出版社，1983，第3~4页。
④ （唐）王冰注《黄帝内经素问》卷一，人民卫生出版社，1963，第1页。

"素问"即"问素","素"为"太素","问素"就是"问太素"。在古代,"太素"指最初的物质。如《列子·天瑞》:"太素者,质之始也。"①"问素"的意思就是询问"真理",即疾病发生的最真实的机理。

二 从语言学角度划分

中医行业词汇可从词类、词语形式、时间维度及空间维度等方面进行划分。

(一) 词类

与普通词汇相比,中医行业词汇并没有独立的"介词""连词"等语法词,而存在最多的词类就是表达概念的"名词""动词""形容词"等主要实词。这是由行业语"非独立性"特征造成的。张显成认为:"任何社会方言都没有自己的基本词汇和语法结构,其行业用语的绝大部分都必须依赖于全民语言的基本词汇和语法结构创造出来。"②张旺喜等认为:"所谓非独立性,表现在两方面:一方面,行业语不能自成独立的语言系统,它没有自己的语音系统、基本词汇和语法规则……另一方面,各行业内部的交际,脱离不了汉民族共同语,单凭行业语不能完成交际任务。"③

在中医词汇系统里,除"名词""动词""形容词"等主要表达概念的实词之外,还有三个仅用于中医行业表事物单位的量词——"剂""服""味"。所以中医行业词汇可以分为四类:名词性词汇、动词性词汇、形容词性词汇以及量词。

名词性词汇:经常充当主语、宾语、定语等成分。名词性词语在所有词类中数量最多,"病证类""中药类"等中医行业词汇基本是名词性的。

【腧穴】

《中医大辞典》:"腧,通输,有输注的含义;穴,有空隙的意思。泛指人体脏腑经络气血输注出入的部位。"④《黄帝内经》称为"节""会""气穴""气府"等,《针灸甲乙经》则称为"孔穴",《太平圣惠方》称为

① (战国)列御寇:《列子》卷一,上海古籍出版社,1989,第12页。
② 张显成:《先秦两汉医学用语研究》,巴蜀书社,2000,第67页。
③ 张旺喜、刘中富、杨振兰等:《现代汉语行业语初探》,《山东师大学报》(社会科学版)1987年第2期。
④ 李经纬、邓铁涛等主编《中医大辞典》,人民卫生出版社,1995,第1622页。

"穴道"，宋王维一《铜人腧穴针灸图经》通称为"腧穴"。"腧穴"经常作主语、宾语，比如：

（1）《难经》又本《素问》《灵枢》，其间荣卫藏府与夫经络<u>腧穴</u>，辨之博矣，而缺误亦多。（《明史·方伎传·滑寿》）

（2）大椎下至尾骶骨二十一椎，长三尺折量取<u>腧穴</u>，凡度周身孔穴远近分寸，以男左女右，取中指内纹为一寸。（宋 王维一《铜人腧穴针灸图经》卷二）

动词性词汇：主要包括动词及动词性短语，经常充当谓语。

【得气】

针灸行业语，即针感。对医者而言，针刺穴位之后，会感到针下突然变得沉紧，宛如被体内之气牢牢"吸附"一样；对患者而言，宛如针下充满了气一样，会有肿胀、酸麻等感觉。

"得气"一词，最早见于《黄帝内经素问·离合真邪论》："吸则内针，无令气忤。静以久留，无令邪布。吸则转针，以得气为故。"[1] 中医认为，针刺效果的好坏主要看针刺时是否"得气"，得气感强则针刺效果就好，反之则差。

形容词性词汇：主要包括形容词及形容词性短语，经常充当谓语。

【痿弱】

"痿弱"有"阳痿"之义。《汉语大词典》："痿弱：肢体萎缩软弱。《本草纲目·主治一·痿》：'白胶、鹿茸、鹿角、麋角、腽肭脐，并强阴气，益精血，补肝肾，润燥养筋，治痿弱。'"该解释并不严谨，该词的释义和例证不能吻合。《本草纲目》所言"痿弱"并非"肢体萎缩软弱"义。"白胶""鹿茸""鹿角"等中药都有壮阳作用，此处它表示的是性功能障碍"阳痿"义。唐王焘《外台秘要·虚劳阴痿方七首》："远志丸，疗男子痿弱丸……文仲疗阴下湿痒，又痿弱，粉散方。"[2] 此句中的"痿弱"为"阳痿"义。

---

[1] （唐）王冰注《黄帝内经素问·缪刺论篇第六十三》卷十八，人民卫生出版社，1963，第170页。

[2] （唐）王焘：《外台秘要》卷十七，人民卫生出版社，1955，第485页。

量词：仅用于中医行业的量词有"剂""服""味"，现简要介绍"剂"和"味"。

【剂】

中医专用量词，用于药剂的计量单位。《汉语大词典》引《世说新语》，书证稍晚。《伤寒论·辨太阳病脉证并治上》："若病重者，一日一夜服，周时观之，服一剂尽，病证犹在者，更作服；若汗不出，乃服之二三剂。"[①] 其他用例如：

（1）又服还丹金液之法，若且欲留在世间者，但服半剂而录其半，若后求升天，便尽服之。（《抱朴子·内篇·道俗》）

（2）即处汤方是，服一剂，便觉稍远……数剂汤，疾竟愈。（《北史·徐謇传附徐之才》）

【味】

中医专用量词，一种中药称为一味。《汉语大词典》所引例子为唐陈子昂《谢药表》，例证稍晚。《伤寒论·半夏散及汤》："半夏洗，桂枝去皮，甘草炙，上三味，等分，各别捣筛已，合治之，白饮和服方寸匕，日三服。"[②] 再如：

（1）病之于药，有正相当者，唯须单用一味，直攻彼病。（《通典·职官七》第二十五）

（2）八戒道："终不然，这八百八味药，每味三斤，共计二千四百二十四斤，只医一人，能用多少？（《西游记》第六十九回）

"剂""味"为中医领域特有量词，从其产生至今，并未发生"非范畴化"现象，较好地保留了产生之初的用法。有鉴于此，第二章将重点讨论这两个量词的理据。

---

① （汉）张仲景：《伤寒论》，上海中医学院伤寒温病教研组校注，上海科学技术出版社，1983，第144页。
② （汉）张仲景：《伤寒论》，上海中医学院伤寒温病教研组校注，上海科学技术出版社，1983，第74页。

(二) 词语形式

根据中医词语的形式，中医词语可分为词和短语两大类。

词是由语素构成，比语素高一级的语言单位，是句中最小的能够独立运用的语言单位。

【癃闭】

中医指小便不通或淋沥点滴而出。"癃"为小便不利，"闭"为小便不通。清吴谦等《医宗金鉴》："癃即淋沥点滴出，茎中涩痛数而勤。"[①] 清林佩琴编著《类证治裁》："闭者，小便不通。癃者，小便不利。"[②]

"癃"义为"衰老病弱"。《说文解字·疒部》："癃，罢病也。从疒，隆声。"段玉裁注："罢者，废置之意，凡废置不能事事曰罢癃。"根据"人衰老"与"排尿功能衰弱"的相似性，引申为"尿不利"。《黄帝内经素问·宣明五气》："膀胱不利为癃。"[③] 与"闭"结合，用以表示小便不通或不利。如：

（1）石韦，味苦平，主劳热邪气，**五癃闭**不通，利小便水通。（《神农本草经·石韦》）

（2）膀胱受湿热，**癃闭**约缩，小便不通，宜此治之。（《本草纲目·草部·通草》）

短语按照构成要素是否凝固可分为固定短语和非固定短语两类。

熟语是人们常用的定型化的固定短语，是词汇系统中比较特殊的成分。熟语的性质和作用相当于词，但比词具有更丰富的内容和更精练的形式。

【是药三分毒】

谚语。中医学认为所有药物都有一定的毒副作用，不要乱吃药。该谚语深刻影响着人们的生活，比如：

---

① （清）吴谦等：《医宗金鉴》卷四十三，石学文等点校，辽宁科学技术出版社，1997，第416页。

② （清）林佩琴编著《类证治裁》卷七，刘荩文主校，人民卫生出版社，1988，第396页。

③ （唐）王冰注《黄帝内经素问》卷七，人民卫生出版社，1963，第150页。

（1）生了病，先别急着吃药。因为是药三分毒，在治疗疾病的同时，也会带来各种不良反应。（《先别急着吃药》）

（2）因为"是药三分毒"，每种药品都有它的副作用，服用不当，危害极大。（《人民日报》1993年4月）

（三）时间维度

从时间维度出发，中医行业词汇可以分为古代汉语词语和现代汉语词语两类。据王力《汉语史稿》的意见，本书把1919年五四运动作为节点，之前产生的词汇称为古代汉语词汇，之后产生的词汇称为现代汉语词汇。

本书讨论的主要是古代汉语词汇中的传承词。邵敬敏主编的《现代汉语通论》称："传承词是指从古代、近代汉民族语言词汇中流传下来而为现代汉语词汇所承接的词。传承词是现代汉语词汇的核心部分，属于基本词汇。"①

【淋病】

中医指小便涩痛，滴沥不尽，常伴见溲行急迫、短数者。"淋病"原作"淋"，明李梴《医学入门》："淋，小便涩痛，欲去不去，不去又来，滴滴不断。"②

因"淋"有"连续下滴"义，而该病的症状为"小便涩痛，滴沥不尽"，所以该病被命名为"淋病"，"淋"表动作形态，"病"表属性。在现代汉语中，"淋病"的词义发生了变化，指性传播疾病之一。

现代汉语词汇：指五四运动之后新产生的中医行业词汇。

【珍凤汤】

主治泌尿系统感染、妇女慢性肾盂肾炎的方剂。③ 拟定人为我国著名国医大师邓铁涛教授。因该方剂有"珍珠草""小叶凤尾草"两味中药，所以该方剂被命名为"珍凤汤"。"珍凤汤"的配伍为：珍珠草15g，小叶凤尾草15g，太子参15g，茯苓12g，白术9g，百部各9g，桑寄生18g，小甘草5g。

---

① 邵敬敏主编《现代汉语通论》（上册），上海教育出版社，2016，第120页。

② （明）李梴：《医学入门》卷四，金嫣莉等校注，中国中医药出版社，1995，第381页。

③ 邱仕君主编《邓铁涛用药心得十讲》，中国医药科技出版社，2012，第45页。

【兰州方】

主治白血病、再生障碍性贫血等血液系统疾病的方剂，拟定人为我国首批 500 名老中医之一裴正学教授。因该方拟定人定居兰州，故此方剂在 1974 年全国血液病会上被定名为"兰州方"。"兰州方"的配伍为：生地 12g，山药 10g，山萸肉 30g，人参须 15g，太子参 15g，北沙参 15g，党参 15g，麦冬 10g，五味子 6g，桂枝 10g，白芍 10g，生姜 6g，大枣 4 枚，炙甘草 6g，浮小麦 30g。

（四）空间维度

中医词语来源复杂，从空间维度来划分，主要来源于通语、方言和外来词。

通语词汇为在全国范围内通用、不受地域限制、交流起来并无障碍的词汇。这些词语大多指称中医领域内基本的概念，通用于各个地区。

【人中】

穴位名。位于上唇人中沟正中近上方处，为急救昏厥的要穴。出《灵枢经·经脉》："其支者，从缺盆上颈贯颊，入下齿中，还出挟口，交人中，左之右，右之左，上挟鼻孔。"[①] 其用例如：

（1）但张春成却赶忙跪在地上为他搓脚心、掐人中，累得满头大汗。（《人民日报》1996 年 11 月）

（2）众人掐其人中穴后，又开始抽搐。（1994 年报刊精选/08）

方言词汇：指流行于个别地区而没有在标准语里通行的词汇。[②]

【瘄子】

麻疹的方言称谓，为浙江宁波方言。《汉语方言大词典》："麻疹。吴语。浙江宁波。应钟《甬言稽古·释疾病》：甬人呼麻疹为'瘄子'。"[③]

明张介宾《景岳全书·麻疹》有关于"麻疹"在不同方言中称谓的记载："然其名目有异，在苏松曰沙子，在浙江曰瘄子，在江右湖广曰麻，

---

① 《灵枢经》卷三，商务印书馆，1931，第 25～26 页。

② 张永言：《词汇学简论》，复旦大学出版社，2015，第 65 页。

③ 许宝华、〔日〕宫田一郎主编《汉语方言大词典》，中华书局，1999，第 6667 页。

在山陕曰肤疮，曰糠疮，曰赤疮，在北直曰疹子。名虽不同，其证则一。"① 其中的"醋子"即为"瘄子"。清张璐《张氏医通·婴儿门》："麻疹俗名痧子，浙人呼为瘄子。"②

【摆子】

疟疾的方言称谓。一种周期性发冷或发烧的急性传染病。它分属于西南官话、吴语、赣语、粤语等不同地方方言。①西南官话：四川成都。打摆子、摆子发了。四川奉节、南充。1931年《南川县志》："疟疾曰摆子。"云南腾冲：小三的摆子好了不有，他又打摆子了。②吴语：江苏江阴。他打三年摆子，把身体弄坏嘞。③赣语：江西。杨佩瑾《旋风》："一个九十人的连，缠上摆子鬼的、割痢的——倒有二十好几。"④粤语：广东番禺。郭雪波《沙狼》："忽然，他变得四肢无力，身上发摆子般地颤抖起来。"③

外来词汇：中药种类繁多，不少药物从国外引进，成为中药的重要组成部分。

【没药】

又名"末药"，为橄榄科植物没药树及其同属植物树干皮部掺出的油胶树脂，味苦，平，有散血消肿、定痛、生肌的功效，外来药。宋赵汝适《诸蕃志·志物》："没药出大食麻啰抹国。其树高大，如中国之松，皮厚一二寸。"④《开宝本草·木部中品》："（没药）生波斯国，似安息香，其块大小不定，黑色。"⑤

罗常培认为："（没药）当是阿拉伯文 murr 的对音，译云'苦的'。中文或作没药，或作末药。"⑥ 程超寰、杜汉阳说："'没'为阿拉伯语 mu 的音译，意为苦味。"⑦

---

① （明）张介宾：《景岳全书》（下）卷四十二，上海科学技术出版社，1959，第729页。
② （清）张璐：《张氏医通》卷十二，上海科学技术出版社，1963，第687页。
③ 许宝华、〔日〕宫田一郎主编《汉语方言大词典》，中华书局，1999，第6472页。
④ （宋）赵汝适：《诸蕃志》卷上，商务印书馆，1937，第30页。
⑤ 尚志钧辑校《开宝本草》（辑复本）卷十三，安徽科学技术出版社，1998，第285页。
⑥ 罗常培：《语言与文化》，语文出版社，1989，第26～27页。
⑦ 程超寰、杜汉阳：《本草药名汇考》，上海古籍出版社，2004，第329页。

第二节　中医行业词汇特点

中医行业词汇与普通词汇相比，有其固有的特点。这些固有特点，既体现了中医行业的独特性，也是中华传统文化赋予的。

一　专业性

中医行业词汇具有行业语的一般特点，"专业性"是其最显著的特征。张旺喜等称："行业语所表达的都是与本行业的实践活动密切相关的概念，具有很强的专业技术性。这些词语一般不为'外行'所理解或不完全理解。"① 中医行业词汇表达的意义比较复杂，非专业人士不一定能准确理解和使用。比如：中医基础脉象"涩"指"脉来往艰涩，如轻刀刮竹"，外行人定然不会准确理解其具体的意义；同为"虚"证，何为"阴虚"，何为"阳虚"，不是专业人士很难准确判断。

中医行业词汇的专业性特征还表现为意义的特指性，同一个词语，中医用语的所指和全民用语的所指有可能完全不同。

【麻黄】

中医指称的并不是多年生草本植物麻黄的全草，如不加特殊说明，"麻黄"仅指麻黄的茎枝，不包括根茎。而麻黄的根茎，为另一味与"麻黄"性味完全不同的"麻黄根"。

"麻黄"主要有发汗解表功能。《神农本草经·麻黄》："味苦温，主中风伤寒头痛温疟，发表出汗，去邪热气，止咳逆上气，除寒热，破症坚积聚。"②

而"麻黄根"的主要功用则为收敛止汗。《本草纲目·草部·麻黄》："麻黄发汗之气駃不能御，而根节止汗效如影响，物理之妙，不可测度如此。"③

---

① 张旺喜、刘中富、杨振兰等：《现代汉语行业语初探》，《山东师大学报》（社会科学版）1987 年第 2 期。

② （魏）吴普等述《神农本草经》卷二，（清）孙星衍、孙冯翼辑，科学技术文献出版社，1996，第 59 页。

③ （明）李时珍：《本草纲目》（新校注本第三版中）卷十五，刘衡如、刘山永校注，华夏出版社，2008，第 698 页。

麻黄的茎与根虽同出麻黄这一植物，但因药用部位不同，不但性味不同，而且功用正好相反。

【地黄】

中医所谓的"地黄"并不是指地黄草本植物的全部，而仅指"地黄"的根部。程超寰等称："地黄大体分为三种：新鲜块根名鲜地黄，鲜地黄以无烟火烘干后名生地黄或干地黄，干地黄经加工蒸制后名熟地黄……鲜地黄：清热生津，凉血，止血。……生地黄：清热凉血，养阴，生津。"①

二　对义性

中医行业词汇的对义性是指其不但存在大量词义相反的词，而且还有许多前后两个语素语义相反的反义语素合成词。

成对出现的"对义词语"有：太阳、太阴；虚证、实证；里证、表证；阴虚、阳虚；浮脉、沉脉；虚脉、实脉；洪脉、细脉；促脉、结脉；长脉、短脉；紧脉、缓脉；静脉、动脉；阴掌、阳掌；阴神、阳神；虚、实；刚、柔；文火、武火；进阳火、退阴符；清气、浊气；先煎、后下；等等。

语素义相反的"对义词语"有：阴阳、表里、寒热、虚实、按跷、同病异治、异病同治、上病下取、下病上取等。

三　连续性

中医和人们的生活息息相关，有着广泛的群众基础，再加上每个时代都有许多有志于医学的人继承并发展中医，中医的发展从未中断，这为中医词汇的连续性奠定了基础。

中医词汇的连续性，还与中医词汇的特点有关。元王好古《阴证略例·随证用药发明仲景活人》："医书辞藻，比之儒书，甚不美于观览，非若嘲风弄月之篇之畅怀也，非若礼义廉耻之典之壮志也，又非若忠节孝行之传之耸动人之奇称也，故士宦恶其技之末而不之学焉。"② 中医用语注重与客观事实相结合，是对客观事实的描述，词汇的感情色彩淡薄，古代医家都

---

① 程超寰、杜汉阳：《本草药名汇考》，上海古籍出版社，2004，第227页。
② （元）王好古：《阴证略例》，商务印书馆，1956，第68~69页。

遵循已有的用词习惯，减少了词汇使用的随意性，保持了中医词汇的稳定性和连续性。另外，中医词汇的专业性、特指性，使中医词汇处在一个相对封闭的语言系统内，受语言使用者及社会发展的影响较小，这也是中医词汇保持稳定性和连续性的原因。

因为中医词汇的高度连续性，所以现代汉语中的中医词汇大部分是传承词汇。武占坤说："根据词的来源，现代汉语词汇可相对划分为继承古语的传承词汇和出自现代的新词词汇。"[①] 郭良夫认为："现代的很多词语当然是古代所没有的，但是现代汉语是从古代汉语来的，所以也有很多词语是从过去沿袭下来一直在用的，一方面要注意现代汉语和古代汉语的区别，另一方面也要注意现代汉语继承古代汉语的部分。"[②] 现代中医领域表示中医基础的词如阴、阳、气、血、火、燥、脉等，与诊断、疾病有关的词如望、闻、针、病、证、候等，在古代的中医书籍中早已出现并延续至今。

中医词汇的高度连续性使得中医词汇使用起来具有文雅古奥之感。比如流鼻血称"鼻衄"，小便不通或淋沥称"癃闭"，养生常用的"治未病"，治疗伤风感冒常用的"发表"，各中西医医院设立的"卒中"中心，反映中药材属性的"畏""喜"，以及中医医生药方上所写的"水煎服""证""一日一剂"等词，无不显得古朴典雅。

四　一义多词、一词多义

中医行业存在时间长、跨度大，再加上我国地域辽阔、方言各异，以及民间医学、少数民族医学、外来医学等因素的影响，中医词汇其实是通语与方言、历时与共时的大融合，造成中医词汇异名和多义性现象十分严重。朱建平认为："有相当部分的中医学名词术语外延宽泛，内涵不清，所表述的概念形式与现代医学也不同。"[③] 陈勇也认为："由于中药学的发展，时有数千年之久，地有南北东西以及'华夷'之分……从而导致了功效术语的很多不规范现象。如一语多义、一语异义、同语歧义、异语同义

---

① 武占坤：《词汇》，上海教育出版社，1983，第86页。
② 郭良夫：《词汇》，商务印书馆，1985，第2页。
③ 朱建平：《中医术语规范化与中医现代化国际化》，《中华中医药杂志》2006年第1期。

等情况十分多见。"①

（一）一义多词

"一义多词"现象就是中医词汇存在大量的异名。陈增岳指出："中医词汇有大量的异名、别名。"② 虽然众多的异名影响了中医名词术语的使用效率，但是，这种现象却一直存在。"一义多词"现象在各类中医词汇中都普遍存在。比如：诊疗类术语"切脉"，又称"号脉""把脉"；称量方剂的量词也有两个——"服"和"剂"；最典型的当属中药类术语，这一类词语的异名最多。张显成认为："同一药物往往有数名，是药物名的显著特征。"③

李绍林对《本草纲目》"释名"项研究后得出，在总计 2177 项条目中，存在异名的竟然有 1134 项，异名所占比例达到了 52%。其中 11 味中药的异名竟多达 10 个。④ 朱彦等对"中医学语言系统"以及《中医方剂大辞典》《中华人民共和国药典》等收录的中药术语统计后得出：10327 个中药概念中 34% 的概念只有正名，没有异名；而 66% 的概念除了正名以外，还有一个乃至多个异名。比如"款冬花"又名"颗冻""虎须""款冬""兔奚"，"紫河车"又称"胎盘""胞衣""混元母""仙人衣"。⑤ 以上两位学者统计的数据包括所有历史时期曾用或现用的名称，受这些因素的影响，现代汉语中中药类术语仍然存在大量的异名。比如：

【乌芋】

即今天所说的"荸荠"，又名"凫茨""凫茈"。《本草纲目·果部·乌芋》："故《尔雅》名凫茈，后遂讹为凫茨，又讹为荸荠，盖《切韵》凫、荸同一字母，音相近也。"⑥ 因为古轻唇音皆读重唇，"乌芋"又名"凫茨""凫茈"，"乌芋"一义多词存在的原因为"音转"。

【三七】

又名"山漆""金不换"。《本草纲目·草部·三七》："山漆（《纲

① 陈勇：《中药功效术语规范化初步研究》，成都中医药大学博士学位论文，2004，第 3 页。
② 陈增岳：《汉语中医词汇史研究》，暨南大学出版社，2017，第 302 页。
③ 张显成：《先秦两汉医学用语研究》，巴蜀书社，2000，第 54 页。
④ 李绍林：《〈本草纲目〉"释名"研究》，山东中医药大学博士学位论文，2014，第 17—18 页。
⑤ 朱彦、高博：《中药名称同名异物及同物异名情况统计分析》，《中国中医药杂志》2015 第 12 期。
⑥ （明）李时珍：《本草纲目》（新校注本第三版下）卷三十三，刘衡如、刘山永校注，华夏出版社，2008，第 1278 页。

目》)、金不换。〔时珍曰：〕彼人言其叶左三右四，故名三七，盖恐不然。或云本名山漆，谓其能合金疮，如漆粘物也，此说近之。金不换，贵重之称也。"① "三七"的命名依据为其叶子的外形特征"彼人言其左三右四"，"山漆"的命名依据为其功效特征"能合金疮"，"金不换"的命名依据为其价值特征。清赵学敏《本草纲目拾遗·草部上·昭参》："人参补气第一，三七补血第一。味同而功亦等，故人并称曰人参三七，为药品中之最珍贵者。"② "三七"一义多词存在的原因为选取的事物特征不同。

（二）一词多义

在特定的专业范围内，专业术语的意义应该是单一的，一个名词只对应一个概念。作为我国"惟一保留至今并仍在发展的传统自然科学"③中医学，和西医相比，其一词多义率远高于后者。张显成说："长期以来，人们都认为术语的意义是单一的，看来，这一观点并不适用于像医学用语这样的古老行业的用语。"④ 许志泉在对《中医大辞典·基础理论分册》（人民卫生出版社，1982）、《中医大辞典·方剂分册》（人民卫生出版社，1983）所收条目的释义统计后发现，中医基础类行业语的多义率达到了15.8%，方剂类术语的多义率为14.1%，远超西医术语多义率的0.3%。⑤ 比如"血海"，《中医大辞典·基础理论分册》有三种解释：①冲脉；②肝脏；③穴位名。"天癸"有两种解释：①促进人生长发育或生殖机能所必需的物质；②月经的代名词。其他病证类行业语如"消渴"不但指"糖尿病"，而且还指"糖尿病肾病""尿崩症""甲亢""原发性醛固酮增多症"等疾病。诊疗类行业语如"飞法"一指针刺术语，为促使针身颤动的手法，即入针后，以拇食两指连捻针柄数下，突然松开手指，使针颤动；二指中药炮制法之一，即水飞。

中医行业词汇"一义多词"及"一词多义"特征对中医的发展危害性较大，在某种程度上也成为影响中医现代化、国际化的不利因素。因此应

① （明）李时珍：《本草纲目》（新校注本第三版中）卷十二，刘衡如、刘山永校注，华夏出版社，2008，第535页。
② （清）赵学敏：《本草纲目拾遗》卷上，闫冰等校注，中国中医药出版社，1998，第65页。
③ 朱建平：《浅议中医药学名词术语的规范与审定》，《中医杂志》2003年第4期。
④ 张显成：《先秦两汉医学用语研究》，巴蜀书社，2000，第60页。
⑤ 许志泉：《中医学术语的多义性及其标准化》，《山东中医学院学报》1994年第5期。

尽快对中医词汇进行规范，建立国家统一标准。

五 易泛化

从理论上来说，各行各业的行业词汇都存在泛化的可能性。但是在实际语言运用的过程中，诸如陶瓷、地矿、冶炼、珠宝鉴定等行业的词语并未或极少泛化，与此形成鲜明对比的是中医行业发生泛化的词语较多。

梁永红通过调查发现，《现代汉语词典》（第6版）收录的行业语中，501个产生了泛化用法。其中军事用语为101个，占总数的20.16%；宗教行业语为69个，占总数的13.77%；戏曲行业语为64个，占总数的12.77%；医疗行业语为42个，占总数的8.38%。[①] 陆香统计了跨域行业语800个，其中军事领域的词语为113个，而医疗领域泛化词语为106个，占总数的13.4%，排行第二。[②]

因为医疗活动和人们的生活息息相关，所以词语泛化现象十分普遍。因为中医行业存在时间长且与人们关系密切，中医词汇有着广泛的群众基础，容易发生词语泛化。本书对中医词汇进行了穷尽式搜索，发现至少91个中医词语产生了泛化用法，如表1-3所示。

表1-3 中医行业词汇泛化汇总

类别	基础理论类	病证类	诊疗类	中药类	医家医籍类
词语	命脉、命门、死穴、火气、心火、经络、经脉、元气、咽喉、脉理、心气、心血、血液、动脉、脊梁、心脏、穴位	虚脱、上火、内伤、感冒、便秘、治未病、癫痫、症结、吐血、大出血、崩漏、刺痛、难产、麻痹、夭折、暴泻、心痛、脱臼、瘫痪、失禁、疮痈、痼疾、复发、邪气、阳痿、肝阳上亢、伤筋动骨、发烧、月经不调、阵痛	诊脉、号脉、把脉、问诊、处方、药方、偏方、推拿、针灸、针砭、贫血、配方、秘方、中风、脱水、清火、补血、放血、泻火、标本、标本兼治、降火、狗皮膏药、壮阳、按方抓药、良方、对症下药、按摩、开窍、脉搏、败火、定心丸、拔火罐	炮制、配伍、调剂、猛药、良药、药力、药罐子、药引子	良医、庸医、华佗

---

① 梁永红:《现代汉语行业语语义泛化的内在原因探析》,《语言文字运用》2015年第4期。

② 陆香:《隐喻之上:现代汉语行业语跨域使用研究》,中国传媒大学出版社,2017。

  行业语的泛化已经成为独特的语法现象，受到越来越多学者的重视。刁晏斌指出："各种行业语的泛化，实际上已经成为当今语言一道独特的风景，同时也是非常具有时代性的一种发展变化。"① 第三章将对中医行业词汇的泛化进行深入研究。

  本章从中医学以及语言学的角度对中医行业词汇进行了分类，并对其特点进行了讨论。在中医发展的过程中形成了一个庞大的词汇系统，每个子系统下面都有大量的成员。这些成员不但有各自的类别特征，而且词义复杂，蕴含着丰富的传统文化。另外，中医行业词汇具有专业性、对义性、连续性、一义多词、一词多义及易泛化等特征。

---

① 刁晏斌：《现代汉语行业语泛化研究·序》，梁永红《现代汉语行业语泛化研究》，华中师范大学出版社，2012，第 1 页。

第二章
中医行业词汇理据研究

　　语言理据是传统语源学的内容之一，是当代语义学内容之一，也是造词法和名称法的内容之一。① 它是解读和理解语言符号意义的依据，反映了语言与符号、能指与所指之间的各种联系。② 徐枢指出，理据研究对语言规范化、对词典编撰、对确定某些词语的书写形式，甚至对研究文化与民俗，都很有助益。③

　　本书所说的"词汇理据"不仅指"词"的理据，而且指各种"语"的理据。以往学者探讨的多是"词"的理据，并不包括"语"的理据。比如葛本仪④、许光烈⑤、张永言⑥等人研究的对象都是"词的理据"或"词的内部形式"。王艾录等人在研究词汇理据的时候虽然用的是"语词理据"，但是，纵观全书，研究对象也仅为"词"的理据。哪怕把研究范围缩小为"词"，目前学界对"词的理据"的研究也不全面，几乎所有学者研究的对象都是名词、动词、形容词等主要实词，并未涉及虚词、量词、数词等。张永言在讨论理据的时候，列举的都是实词，比如"毛笔""钢笔""粉笔""青菜"等⑦；张志毅讨论的也是如"星期一""鼓""筹码""筹

---

① 张志毅：《词的理据》，《语言教学与研究》1990 年第 3 期。
② 严辰松：《语言理据探究》，《解放军外国语学院学报》2000 年第 6 期。
③ 徐枢：《汉语的语词理据·序》，王艾录、司富珍《汉语的语词理据》，商务印书馆，2001。
④ 葛本仪：《汉语词汇研究》，山东教育出版社，1985。
⑤ 许光烈：《汉语词的理据及其基本类型》，《内蒙古民族师院学报》（哲学社会科学版）1994 年第 1 期。
⑥ 张永言：《关于词的"内部形式"》，《语言研究》1981 年第 1 期。
⑦ 张永言：《词汇学简论》，华中工学院出版社，1982。

划"等实词的理据①；王艾录《汉语理据词典》通篇找不到一个虚词条目。②

词汇理据研究，应该包括一种语言中所有的词类，缺少任何一类，便是不完整的。不但应包括名词、动词、形容词等主要实词的研究，还应包括量词、代词、数词以及虚词的研究。在谈及虚词、量词等词的产生时，赵彦春等说："语法化不可避免地受到语义和语用因素的驱动，因此具有认知上的理据性。透过语法化现象看语法机制的自主性。"③ 所以量词及虚词的产生过程，也是有理据可寻的，其理据就是"语法化"。

结合以往研究成果以及本书词汇理据研究范围，本书把"词汇理据"定义为：某一语音形式表示某一意义或者具有某一语法功能的原因和根据。

第一节　中医行业词汇理据类型

关于词汇理据类型，并未有统一的分类。许余龙认为造词理据有语音理据、形态理据、语义理据及文字理据。④ 张志毅综合古代的本质论、规定论以及现代语义三角等理论，把词的理据分为三种类型：自然型、习惯型（规定型）、自然兼习惯型。⑤ 许光烈将汉语词的理据分为摹声型、语源型、特征型、替代型、典故型、简缩型、禁忌型等七种类型。⑥ 王艾录、司富珍将汉语语词理据分为词外理据和词内理据两大类。词外理据是文化理据。词内理据包括词内表层理据、词内中层理据及词内里层理据。⑦

词汇理据与造词语素有密切的关系，欲知某个词语的理据，必先探求该词语的语素义。

对于一般的实词而言，符淮青把语素义和词义的关系分为五种类型：①语素义完全表示词义；②语素义部分表示词义；③语素义和词义的联系

① 张志毅：《词的理据》，《语言教学与研究》1990年第3期。
② 王艾录：《汉语理据词典》，电子科技大学出版社，2014。
③ 赵彦春、王娟：《透过语法化现象看语法机制的自主性》，《四川外语学院学报》2007年第5期。
④ 许余龙：《对比语言学概论》，上海外语教育出版社，1992，第137页。
⑤ 张志毅：《词的理据》，《语言教学与研究》1990年第3期。
⑥ 许光烈：《汉语词的理据及其基本类型》，《内蒙古民族师院学报》（哲学社会科学版）1994年第1期。
⑦ 王艾录、司富珍：《汉语的语词理据》，商务印书馆，2001，第100~101页。

是间接的，比如通过比喻、借代等途径表示词义；④合成词中的一个语素完全不表达词义；⑤合成词完全不用语素原有的意义来表示词义，包括部分语素在构词中失落原义和所有语素的意义都不显示词义。① 这五种类型和词汇理据类型息息相关，可以把这五种类型分为两大类：①语素义直接、间接或完全、部分地表达词义；②语素义和词义没有任何的联系。

综合已有研究成果并根据中医行业词汇的特点，本书把具有第一类特点的造词类型归纳为"特征理据"，把具有第二类特点的造词类型归纳为"文化理据"，把这五种类型之外的诸如虚词、量词等词的造词理据归为"功能理据"。另外，语素分析并不是划分实词理据类型的唯一标准，本书还将结合义素、义场、词义变化及文化等因素具体分析实词理据类型。

特征理据就是造词者选用的语素符号能够通过事物的特征来表达其意义。每种事物都具有独有的特征或属性，比如声音、形状、颜色、作用、变化、功能等等。先民在给事物命名时，首先想到的是选择一个特征或标志作为命名的依据。中医词汇，尤其是本草类词汇更是如此。本书并未采用学者普遍划分出的"语音理据"和"文字理据"，是因为"语音理据"和"文字理据"本质上不过是"特征理据"下面的小类。比如学者所说的"布谷""蛙"等"语音理据"，"金字塔""八字打开"等"文字理据"，都是依据事物的声音、形状等特征命名的，它们的造词理据和"人参""牛黄""独活"等采取的形状、颜色等命名特征并没有本质上的区别。

事物的特征不但包括外部特征，比如声音、颜色、形状等，而且包括内部特征，比如事物的性质、本质等。比如中药"百部"是根据其外部特征即形状特征命名的。《本草纲目·草部·百部》："其根多者百十连属，如部伍然，故以名之。"② 人体经穴"迎香"则是根据其内部特征即功能特征命名的。此穴位主治鼻塞、鼻衄、鼻渊、鼻息肉等疾病，所以用"迎香"来表示其本质特征。另外，一个事物的特征有多种，命名的时候或许只取一种特征。比如"覆盆子"，宋寇宗奭《本草衍义·覆盆子》："其味酸甘，外如荔枝，樱桃许大，软红可爱，失采则就枝生蛆。易肾脏，缩小

---

① 符准青：《词义和构成词的语素义的关系》，《辞书研究》1981年第1期。

② （明）李时珍：《本草纲目》（新校注本第三版中）卷十八，刘衡如、刘山永校注，华夏出版社，2008，第876页。

便，服之，当覆其溺器。"① 命名的时候仅选择了"强肾缩尿"的功用特征，而没有选择味道、形状等特征。命名或许选取多种特征。比如中药"苦参"综合了其味道特征及"参"的性质。《本草纲目·草部·苦参》："苦以味名，参以功名。"② 人参便是综合了其外形特征以及"参"的性质命名的。

文化理据就是词的语素义完全失落或语素的现有意义同词义没有联系，该词的语素能够表达词义，完全是"文化"赋予的。上文已经谈及，当造词者面对一个"事物"时，如果不选择表现特征的语素，他将从大脑中选择文化方面的因素赋予事物名称。根据文化理据类别的特点，目前学者提出的"典故理据"应归入到"文化理据"当中。

本书将符淮青提到的"语素义完全失落或语素的现有意义同词义没有联系"这一类型的词的理据类型全部归纳为"文化理据"。符淮青又把这一类型的词分成两类：一类是构成词的所有语素意义已完全失落，语素的现有意义同词义没有联系；另一类是音译词，如音译词"沙发""安培""摩的"，在英译中，这些词的每一个音节为一个语素并且表示一定的意义，但到了汉语语言系统中，在解释词义时，已不再使用它们原来的语素义，必须从整体上理解它们的意义。③ 本书把音译词的造词理据类型也归入"文化理据"当中，它们和第一类词一样，词义的表达和语素义完全没有关系。唯一不同的就是，音译词意义的表达来源于中外文化的交流，而一般词意义的表达仅来源于本土文化。中医词"杏林"能够表达"传统中医学界"这一概念，是中国传统文化赋予的；而"葡萄"能够表达相应的概念，则是中外文化交流赋予的。

功能理据就是语言系统内部通过自身调节选用相关的语素来表达语法功能从而产生的理据。本书把"量词"的理据类型归为"功能理据"，其中最主要的原因就是量词和虚词的产生机制都是"语法化"，它们都来源于实词，都是实词虚化的结果。李宗江认为："汉语的量词一般被看作实词，而实际上量词，特别是个体量词类似于虚词，无论就与它们源出的实

---

① （宋）寇宗奭：《本草衍义》卷十八，商务印书馆，1937，第119页。
② （明）李时珍：《本草纲目》（新校注本第三版中）卷十三，刘衡如、刘山永校注，华夏出版社，2008，第556页。
③ 符淮青：《词义和构成词的语素义的关系》，《辞书研究》1981年第1期。

词相比，还是就量词这个范畴在汉语语法系统中的地位说，都是已经语法化的成分，与典型虚词具有类似的特点。"① 另外，王力②、李讷等③、金福芬等④、步连增⑤也都对量词的语法化现象进行了研究。现代汉语中量词虽被划归为实词，但是汉语量词，比如个、只、张、本、味等，已基本失去指称意义，只表达语法关系，这一点和虚词"只表达语法意义"十分相似。

第二节　中医行业词汇特征理据

事物的特征是其区别于其他事物的标志，它主要包括事物的声音、形状、色彩、味道、产地、功效等等。中医行业词汇中，中药类行业语的语词理据类型大多为特征理据。陶弘景提出了一系列研究本草名物训诂的方法。他发现本草的很多名称和其产地、药性、形状、颜色等特征息息相关。李时珍也十分重视对中草药名称的解释，他在《本草纲目》中单独列出"释名"一项。钱超尘称李时珍的"释名"具有承前启后、继往开来的作用。⑥

一　声音特征

声音是事物发出的给人听觉上刺激的声波。有些事物自身会产生声音，而有些事物虽自身不会发出声音，但有一些声音和这些事物息息相关。这些都可以认为是事物的声音特征。拟声词的造词方式最能体现声音特征理据。

【阿是穴】

指没有固定位置、可随病变部位或压痛点而选定的穴位。"阿是"为

---

① 李宗江：《语法化的逆过程：汉语量词的实义化》，《古汉语研究》2004 年第 4 期。

② 王力：《汉语史稿》，中华书局，1980。

③ 李讷、石毓智：《句子中心动词及其宾语之后谓词性成分的变迁与量词语法化的动因》，《语言研究》1998 年第 1 期。

④ 金福芬、陈国华：《汉语量词的语法化》，《清华大学学报》（哲学社会科学版）2002 年第 S1 期。

⑤ 步连增：《汉语名量词起源再探》，《暨南学报》（哲学社会科学版）2011 年第 1 期。

⑥ 钱超尘：《中医古籍训诂研究》，贵州人民出版社，1988，第 175 页。

医生触及病人痛处时，对病人发出的"啊是"声音的模仿。《千金方·针灸上》："有阿是之法，言人有病痛，即令捏其上，若里当其处，不问孔穴，即得便快成痛处，即云阿是。灸刺皆验，故曰阿是穴也。"[①] 该穴位的特点就是，当医生触及患者身体的某个病位的时候，患者会发出"啊是"的声音。其没有固定的部位，患者在被触及哪个地方时发出"啊是"的声音，便在哪个地方选取穴位，该词的造词理据类型是声音特征。该穴位在现代汉语中运用得十分广泛，如：

（1）孙思邈立即在这个地方扎了一针，病人的腿马上不痛了。这个穴医书上没有，孙思邈就叫它"阿是穴"。（自然科学/中国儿童百科全书）

（2）在心口窝上边正中到肚脐正中的二分之一的地方。阿是穴即是压痛点的地方。（《中药药方》）

二 形状特征

形状是事物的存在或表现形式。根据对事物关注点的不同，命名者有的从整体上把握事物的形状特征，有的仅关注事物的局部形状特征。

【角弓反张】

发病时人的项背高度强直，躯干向前，而头部和下肢向后弯曲，形状宛如弯弓。因为此病发作时人的肢体形状如角弓反拉，故命名为"角弓反张"。隋唐以前，虽然没有明确提出"角弓反张"一词，但是已有对其的描述。如《灵枢经·经筋论》："经筋之病，寒则反折筋急。热则筋弛纵不收，阴痿不用。"[②]"反折筋急"为"角弓反张"的具体表现。

《汉语大词典》言出清郑观应《盛世危言·医道》，例证较晚，该词在隋已出现。隋巢元方《诸病源候论·角弓反张候》："是体虚受风，风入诸阳之经也，入阴阳经络，周环于身。风邪乘虚入诸阳之经，则腰背反折，

---

① （唐）孙思邈：《千金方》卷二十九，刘国清等校注，中国中医药出版社，1998，第483页。
② 《灵枢经》卷四，商务印书馆，1931，第45页。

挛急如角弓之状。"① 唐孙思邈《千金方·诸风》："治卒半身不遂，手足拘急，不得屈伸，身体冷，或智或痴，或身强直不语，或生或死，狂言不可名状。角弓反张，或欲得食，或不用食，或大小便不利，皆疗之方。"② 明李梴《医学入门·妇人门》："亦不可脱衣洗浴，强起离床太早，以致外感身强，角弓反张，名曰褥风。"③ 其在现代汉语中使用频繁：

（1）若金刃刀伤，妇人产后而见破伤风者，牙关拘急，角弓反张，面带苦笑之状。（《历代古方验案按》）

（2）重者突然倒地，四肢抽搐，角弓反张，不省人事，甚至窒息死亡。（《人民日报》1994 年）

【犊鼻】

针灸穴位名，位于膝关节外侧，髌骨下缘，髌韧带外侧凹陷处。语出《素问·气穴论》："犊鼻二六。耳中多所闻二六。"唐王冰注："在膝膑下䯒上侠解大筋中，足阳明脉气所发，刺可入同身寸之六分，若灸者，可灸三壮。"④《灵枢经·本输》："刺上关者，呿不能欠。刺下关者，欠不能呿。刺犊鼻者，屈不能伸。"⑤

关于犊鼻穴的造词理据，明杨继洲《针灸大成》："犊鼻：膝膑下，胻骨上，侠解大筋陷中，形如牛鼻，故名。"⑥ 可知"犊鼻"的造词理据类型为形状特征。

【天吊】

疾病名称，惊风的一种类型。临床以高温惊厥、头目仰视为特征。宋太平惠民和剂局《太平惠民和剂局方》："【定命丹】治小儿急慢惊风，天吊撮口，潮发搐搦，奶痫壮热，昏塞不省。青黛研，半钱，蟾酥干者，酒浸一宿，一钱，干蝎全者，七个，微炒，麝香研，一字，白附子炮为末，半分，天南

① （隋）巢元方：《诸病源候论》卷三十七，人民卫生出版社，1955，第 199 页。
② （唐）孙思邈：《千金方》卷八，刘国清等校注，中国中医药出版社，1998，第 161 页。
③ （明）李梴：《医学入门》卷五，金嫣莉等校注，中国中医药出版社，1995，第 418 页。
④ （唐）王冰注《重广补注黄帝内经素问》卷十五，中国古籍出版社，2017，第 261 页。
⑤ 《灵枢经》卷一，商务印书馆，1931，第 6～7 页。
⑥ （明）杨继洲：《针灸大成》卷六，北京科学技术出版社，2018，第 198 页。

星炮为末，一分。"① 金张从正《儒门事亲·小儿风门》："凡小儿三五岁，或七八岁，至十余岁，发惊涎潮，搐搦如拽锯，不省人事，目瞪喘急，将欲死者，《内经》曰：此者得之在母，胎胞之所受悸惕惊骇恐惧之气，故令小儿轻者为惊风天吊，重者为痫病风搐。"②

"天吊"也作"天瘹""天钓"，如：

（1）天瘹方论：天瘹，壮热惊悸，眼目翻腾，手足抽掣，或啼或笑，喜怒不常，甚者爪甲皆青，如祟之状。（宋 杨士瀛《仁斋小儿方论·惊风杂治》卷二）

（2）天钓属阳，由乳母酒食煎炒咸酸过度，毒气入乳，遂令芽儿心肺生热，痰郁气滞，加之外感，天风触动，卒然目直身强，如鱼上钩之状，故曰天钓。（明 李梴《医学入门·小儿门》卷五）

《医学入门》谓"天钓"得名之由为"如鱼上钩之状"，形象地说明了该词的造词理据。雷汉卿对天吊的症状以及得名之由也有非常详细的解释："'天吊'为一种小儿惊痫病，病发后的症状一是身体抽搐，二是眼睛上翻（仰视），其状若'神祟'，'天吊'因此得名。"③

"白头翁""牛膝""肩井""独活"等词也是根据形状特征而命名。

【疔】

病理变化急骤并有全身症状的恶性小疮，其特点是疮形虽小，但跟脚坚硬，有如钉子之状。

（1）盖疔者，如丁钉之状，其形小，其根深，随处可生。（清 吴谦《医宗金鉴·疔疮》卷七十二）

（2）后槽道："小人说谎，就害疔疮。"（《水浒传》第三十一回）

（3）我再敢说这些话，嘴上就长个疔，烂了舌头。（《红楼梦》第二十六回）

---

① （宋）太平惠民和剂局编《太平惠民和剂局方》，陈庆平、陈冰鸥校注，中国中医药出版社，1996，第240页。

② （金）张从正：《儒门事亲》卷十一，王雅丽校注，中国医药科技出版社，2019，第253页。

③ 雷汉卿：《释"天吊客忤"》，《中国语文》2006年第5期。

"疗"本写作"丁"，如：

（1）高粱之变，足生大丁，受如持虚。（《素问·生气通天论》）

（2）五丁者，皆由喜怒忧思，冲寒冒热，恣饮醇酒，多嗜甘肥，毒鱼酢酱，色欲过度之所为也。（《中藏经·论五丁状候第四十》）

（3）初作时突起，如丁盖，故谓之丁疮。（隋 巢元方《诸病源候论·丁疮候》）

"丁"为"钉"的古字。《说文·丁部》："夏时万物皆丁实。象形。"清朱骏声《说文通训定声》："丁，钻也。象形。今俗以钉为之，其质用金或竹，若木。"清吴谦谓"疗"如"丁钉之状"，隋巢元方谓其如"丁盖"，皆形象地说明根据形状而命名的理据。

【卫矛】

中药名，性寒、味苦，可治经行腹痛、风湿痹痛。《本草纲目·木部·卫矛》："刘熙《释名》言齐人谓箭羽为卫。此物干有直羽，如箭羽、矛刃自卫之状，故名。张揖《广雅》谓之神箭。"[1]"卫矛"的外形像箭羽、矛刃之状，所以被命名为"卫矛"。

三　时间特征

根据事物的发育、生长等时间特征，对其进行命名。

【半夏】

药草名。多年生草本植物，叶子有长柄，初夏开黄绿色花，地下有白色小块茎。《中医大辞典》言出《神农本草经》，《汉语大词典》所举用例为汉戴圣《礼记·月令》，例证较晚，该词在春秋战国时期已出现。《吕氏春秋·仲夏纪》第五卷："鹿角解，蝉始鸣，半夏生，木堇荣。"高诱注："半夏，药草。"《神农本草经·半夏》："（半夏）味辛平。主伤寒，寒热，心下坚，下气，喉咽肿痛，头眩胸胀，咳逆肠鸣，止汗。"[2]

---

[1] （明）李时珍：《本草纲目》（新校注本第三版下）卷三十六，刘衡如、刘山永校注，华夏出版社，2008，第1410页。

[2] （魏）吴普等述《神农本草经》卷三，（清）孙星衍、孙冯翼辑，科学技术文献出版社，1996，第92～93页。

对其造词理据的解读如《礼记·月令》："五月半夏生，盖当夏之半，故为名也。"汉史游《急就篇》卷四："半夏皂荚艾橐吾。"颜师古注："半夏，五月苗始生，居夏之半，故为名也。"

【款冬】

多年生草本植物，严冬开花，叶似葵而大，花黄色，可入药。晋葛洪《西京杂记·董仲舒答鲍敞问京师雨雹》："荸荙死于盛夏，款冬华于严寒。"[①]"款"有"至"义，如《本草纲目·草部·款冬花》："按《征述记》云：'洛水至岁末凝厉，则款冬茂悦曾冰之中。则颗冻之名以此而得，后人讹为款冬，即款冻耳。款者至也，至冬而花也。'"[②] 其他用例如：

（1）十二年春，齐高偃纳北燕伯款于唐，因其众也。（《左传·昭公十二年》）

（2）阳城胥渠处广门之官，夜款门而谒曰："主君之臣胥渠有疾，医教之曰：'得白骡之肝，病则止；不得则死。'"（《吕氏春秋·仲秋纪·爱士》第八）

（3）惟兹奇卉，款冬而生。（唐 欧阳询《艺文类聚》卷八十一《款冬赋》）

以上用例中的"款"皆为"至"义。值得注意的是，例（3）中的"款冬"非中草药名称，而是指"到达冬天"，从而表达"凌冬"的意思。由此可知，"款冬"是根据其生长的时间特征而命名的。

"款冬"又名"颗冻"，据钱超尘考释，"颗冻"当为"款冬"或"款冻"之音转。他说："'款'与'颗'双声，'冻'与'冬'音近，本字当为'款冬'或'款冻'，音转而来'颗冻'。"[③]

通过音转而来的"颗冻"的理据类型与"款冬"相同。"颗"的上一级语源其实就是"款"，其语素义为"至"，体现的仍是生长的时间特征。对于"音转"这一类词，在探讨其理据的时候，只是多追溯了一次语源。

---

① （晋）葛洪：《西京杂记》卷五，周天游校注，三秦出版社，2006，第242页。
② （明）李时珍：《本草纲目》（新校注本第三版中）卷十六，刘衡如、刘山永校注，华夏出版社，2008，第727页。
③ 钱超尘：《中医古籍训诂研究》，贵州人民出版社，1988，第194页。

四 处所特征

根据事物所在的处所、位置等特征，对其进行命名。

【车前】

植物名，车前科。又名车前子，车前实等。多年生草本。叶子长卵形，夏天开花，淡绿色，叶子和种子可以入药，有利尿、镇咳、止泻等作用。《本草纲目·草部·车前》："（车前）当道（《本经》）、芣苢（音浮以）、马舄（音昔）、牛遗（《别录》）、牛舌草（《诗疏》）、车轮菜（《救荒》）、地衣（《纲目》）、蛤蟆衣（《别录》）。"①

【足三里】

经穴名。足指下肢，三里指三寸，位于小腿部膝髌下三寸的位置。《重广补注黄帝内经素问·针解篇》："所谓三里者，下膝三寸也。"② 原名下陵、三里。《灵枢经·本输》："行于解溪。解溪，上冲阳一寸半陷者中也，为经。入于下陵。下陵，膝下三寸，胻骨外三里也，为合。"③ 由此可知，"足三里"位于小腿前外侧，犊鼻穴下三寸处，距胫骨前缘一横指。

【膻中】

人体穴位之一，属任脉。关于该词的造词理据，学界多从"袒胸露乳"出发，认为它的造词理据为"在两个乳头的正中间"。周楣声称："膻，同袒。中，指胸中。膻中，心包络名。袒胸露乳，此处又正当其中。"④ 虽然"膻"固有"袒"义，表示"脱去上衣，露出身体的一部分"，但是，其并没有表仅露出胸口之义。"膻中"穴的造词理据，另有深意。

"膻中"含义有二：①胸腔中央心包所在处；②膻中穴。而表器官义的"膻中"先于表穴位义的"膻中"出现。"膻中"首见于《黄帝内经》。《重广补注黄帝内经素问·灵兰秘典论》："膻中者，臣使之官，喜乐出

---

① （明）李时珍：《本草纲目》（新校注本第三版中）卷十六，刘衡如、刘山永校注，华夏出版社，2008，第737页。

② （唐）王冰注《重广补注黄帝内经素问》卷十四，中医古籍出版社，2017，第247页。

③ 《灵枢经》卷一，商务印书馆，1931，第5页。

④ 周楣声：《针灸穴名释义》，安徽科学技术出版社，1985，第128页。

焉。"王冰注："膻中，在胸中两乳间，为气之海。"① 《灵枢经·胀论》："夫胸腹，藏府之郭也。膻中者，心主之宫城也。"② 《黄帝内经》中的"膻中"皆为"胸腔"之义。结合穴位命名规律，以及训诂学知识，表穴位义的"膻中"当为根据"胸腔"器官的位置而命名的。周楣声说，"以所在与邻近部位推理"命名穴位是一大类，"根据人体各部的名称与孔穴所在的邻近部位，给以相应的名称，使穴位与人体肢节脏腑的名称结合在一起，既是以人体表面形态为依据，也常与内部器官相应称。在这种命名法中，以各种俞穴为最多，每一俞穴都与相应脏器的位置大体相当"。③ 该穴位的表面位置与内部器官"膻中"相对应，所以被命名为"膻中"。

五　颜色特征

根据事物的整体或部分颜色等特征，对其进行命名。有些词根据事物的颜色进行命名，比如"大黄""大青""小青"；有些词借用人们熟知的事物颜色对该事物命名，比如"金银花"。

【大黄】

多年生草本，分布于我国甘肃、陕西、湖北、四川、云南等省。性寒，味苦，主治实热便秘、腹痛胀满、瘀血闭经、痈肿等症。《神农本草经·下经》："（大黄）二月花生，生黄赤叶，四四相当，黄茎高三尺许，三月花黄……根有黄汁，切，阴干。"④ "大黄"的造词理据与该味中药的颜色密切相关，其不但叶、花、根是黄色的，而且晒干的根整体亦呈黄色。造词语素"大"表示该味中药颜色之重。

【漏卢】

中药名，菊科，多年生草本，又写作"漏芦"，出自《神农本草经·漏芦》："（漏芦）味甘咸寒。主皮肤热，恶疮，疽痔，湿痹，下浮汁。"⑤ 《本草纲目·草部·漏卢》："屋之西北黑处谓之漏。凡物黑色谓之卢。此

---

① （唐）王冰注《重广补注黄帝内经素问》卷三，中医古籍出版社，2017，第47页。
② 《灵枢经》卷六，商务印书馆，1931，第62页。
③ 周楣声：《针灸穴名释义》，安徽科学技术出版社，1985，第12页。
④ （魏）吴普等述《神农本草经》卷三，（清）孙星衍、孙冯翼辑，科学技术文献出版社，1996，第93页。
⑤ （魏）吴普等述《神农本草经》卷一，（清）孙星衍、孙冯翼辑，科学技术文献出版社，1996，第27页。

草秋后即黑，异于众草，故有漏卢之称。"① 由此可知，"漏卢"是根据其"秋后即黑"的颜色特征而命名的。

该词中，"卢"的语素义清晰可见，意义为"黑"。汉扬雄《太玄·守》："上九，与茶有守，辞于卢首不殆。"范望注："茶，白也；卢，黑也；九，西方。"清徐灏《说文解字注笺·皿部》："卢为火所熏，色黑，故谓黑为卢。"

然而，李时珍称"屋之西北黑处谓之漏"。"漏"何以有"西北黑处"之义？"屋漏"在文献中可表示"古代室内西北隅施设小帐，安藏神主，为人所不见"的地方。语素"漏"作"隐"义解。《诗经·大雅·抑》："相在尔室，尚不愧于屋漏。"毛传："西北隅谓之屋漏。"郑玄笺："屋，小帐也；漏，隐也。""屋漏"由"屋之隐秘、人们看不到的地方"引申为"屋之深暗处"。《朱子语类·易一·纲领上之上》卷六十五："自暗室屋漏处做得去，到得无所不周，无所不遍，都是这道理。"宋张世南《游宦纪闻》卷四："至于发人隐恶，虽亏雅道，亦使暗室屋漏之下有所警，是亦小道之可观者。"《二十五史·宋史》："以暗室屋漏为尊严之区，而必敬必戒，以恒舞酣歌为乱亡之宅，而不淫不泆。"明洪应明《菜根谭》卷一百三十二："青天白日的节义，自暗室屋漏中培来；旋乾转坤的经纶，从临深履薄中操出。"② 清吴炽昌《客窗闲话初集·俞生》："汝为儒士，暗室屋漏，犹当谨慎，岂可放肆于大道之旁乎！"

以上用例中"暗室屋漏"连用，"室"与"屋"义同，"暗"与"漏"义同，可知"漏"为"暗"义。《说文》："暗，日无光也。"《玉篇·日部》："暗，不明也。""漏"可由"日无光""不明也"引申为"黑"义。其引申路径为：（漏）隐→暗→黑。

由此可知，"漏""卢"语素义皆为"黑"，"漏卢"依据该味中药的颜色特征而命名。

六　动作特征

根据事物的动作行为等特征，对其进行命名。

---

① （明）李时珍：《本草纲目》（新校注本第三版中）卷十五，刘衡如、刘山永校注，华夏出版社，2008，第673页。

② （明）洪应明：《菜根谭》，山西古籍出版社，1999，第79页。

【切】

指以手摸脉诊断病症的方法。《重广补注黄帝内经素问·脉要精微论》："切脉动静，而视精明，察五色，观五藏有余不足，六府强弱，形之盛衰。"王冰注："切，谓以指切近于脉也。"①

切的本义为"割"，由此引申为"两物相互摩擦"。《淮南子·俶真》："可切循把握而有数量。"高诱注："切，摩也。""以手摸脉诊断病症"其实就是手与脉的相互摩擦。

【盗汗】

因病或身体虚弱睡眠时出汗，醒后汗泄即止。"盗"本义为偷盗义，因"偷盗"为不光彩之事，引申出"偷偷"之义：

（1）盗铸诸金钱罪皆死，而吏民之盗铸白金者不可胜数。（《史记·平淮书》）

（2）回面则日照莲花，翻身则风吹弱柳。斜眉盗盼，异种婳姑，缓步急行，穷奇造凿。（唐 张文成《游仙窟》）

"盗汗"之"盗"当为"偷偷"义。人在睡梦当中，对周围发生的事物一概不知，汗液从体内流出，如同盗贼"偷偷"把汗从体内盗走一般。

【缪刺】

针灸治疗过程中的一种刺法，指左侧有病取右侧穴、右侧有病取左侧穴的交叉刺法。《重广补注黄帝内经素问·缪刺论》："夫邪客大络者，左注右，右注左，上下左右与经相干，而布于四末，其气无常处，不入于经俞，命曰缪刺。"② 欲知"缪刺"的造词理据，必须先对构词语素"缪"字的语源进行解释。然而前贤时彦对"缪"的理解并不一致。本书尝试对"缪"做出解释。

"缪刺"一词在医学典籍中十分常见：

（1）黄帝问曰：余闻缪刺，未得其意，何谓缪刺？（《素问·缪刺论》）

---

① （唐）王冰注《重广补注黄帝内经素问》卷五，中医古籍出版社，2017，第83页。
② （唐）王冰注《重广补注黄帝内经素问》卷五，中医古籍出版社，2017，第301页。

（2）凡刺之法，必察其形气，形肉未脱，少气而脉又躁。躁厥者，必为缪刺之，散气可收，聚气可布。（《灵枢经·终始篇》）

（3）邪客于五藏之间，其病也，脉引而痛，时来时止。视其病，缪刺之于手足爪甲上。（《素问·缪刺论》）

（4）交经缪刺，左有病而右畔取；泻络远针，头有病而脚上针。（元 窦默《针灸指南·标幽赋》）

古人对"缪"字的训释主要有三种。

①训"缪"为"纰缪"。《黄帝内经素问·缪刺论》："黄帝问曰：余闻缪刺，未得其意。何谓缪刺？"王冰注："缪刺，言所刺之穴，应用如纰缪纲纪也。"① 张志聪注："缪刺者，谓病在左而取之右，病在右而取之左，如纰缪也。"② 王冰和张志聪观点一致，都认为"缪刺"之"缪"为"纰缪"义。

②训"缪"为"异处"。张介宾注："缪，异也。左病刺右，右病刺左，刺异其处，故曰缪刺。治奇邪之在络者也。"③

③训"缪"为"交错"。丹波元简注："盖左病刺右，右病刺左，交错其处，故曰缪刺。"④

当代学者对"缪"字含义的研究也有不少成果。陈克勤推测"缪"字当为"谬"字之讹写⑤；张载义等训"缪"为"错处、异处"⑥；彭鑫等释"缪"同"缭"，为"缠绕"义⑦；朱之云⑧、李家康⑨、冯禾昌等⑩均释"缪"为"交错之形"，音为 [tɕiu]。

① （唐）王冰注《黄帝内经素问·缪刺论篇第六十三》卷十八，人民卫生出版社，1963，第301页。

② （清）张志聪集注《黄帝内经素问集注·缪刺论篇第六十三》，上海科学技术出版社，1959，第231页。

③ （明）张介宾：《类经》，人民卫生出版社，1965，第321页。

④ 〔日〕丹波元简等编《素问识》，人民卫生出版社，1984，第348页。

⑤ 陈克勤：《"巨刺""缪刺"初探》，《辽宁中医杂志》1981年第9期。

⑥ 张载义、陈蓓琳：《"巨刺""缪刺"名义浅析》，《针灸临床杂志》2004年第1期。

⑦ 彭鑫、白鹏：《小议〈内经〉中巨刺、缪刺法的治疗范围》，《针灸临床杂志》2007年第4期。

⑧ 朱之云：《浅谈"缪刺"与"巨刺"》，《辽宁中医药大学学报》2009年第5期。

⑨ 李家康：《浅谈〈内经〉缪刺法》，《贵州中医学院学报》1984年第4期。

⑩ 冯禾昌、叶明柱：《略谈缪刺与巨刺》，《中国针灸》2002年第10期。

纵观以上几种解释，王冰、张志聪等人的观点不足为信，有牵强附会之嫌。第一，从文理上来看，《黄帝内经》处处体现着"辨证论治""整体治疗"的指导思想。比如《重广补注黄帝内经素问·五常政大论》就载有"上病下治"的辨证思想："病在上，取之下；病在下，取之上；病在中，傍取之。"①左侧有病取右侧穴、右侧有病取左侧穴的交叉刺法不过是治疗的一种常规实践。作者认为这种治疗方法再正常不过，不会认为它是一种看似错误的做法。第二，如果将"缪"解释为"纰缪"，在文章其他地方解释不通。《重广补注黄帝内经素问·缪刺论》："岐伯曰：'邪客于经，左盛则右病，右盛则左病。亦有移易者，左痛未已，而右脉先病。如此者，必巨刺之，必中其经，非络脉也。故络病者，其痛与经脉缪处，故命曰缪刺。'"②"其痛与经脉缪处"中的"缪"显然不是"纰缪"的意思。张介宾训"缪，异也"也颇有随文解义之嫌。"缪"在古典文献中还未发现有"异"的意义。至于陈克勤认为"缪"字为"谬"字，纯属个人臆断。朱之云等释"缪"为"交错之形"，似乎正确，但是缺乏有力的论证。

本书拟结合中医古籍文本对"缪刺"做进一步考释，这里主要涉及两个问题：

(1)"缪刺"之"缪"的词源意义到底是什么？

(2)"缪刺"之"缪"是本字还是假借字？

第一，"缪"字词义多端，《汉语大字典》共7个义项。结合中医古籍及历史文献，将"缪刺"之"缪"解释为"交相、交错"最为恰当。

首先，"缪"也散见于《素问》其他章节之中，为"交相、交错"义。《黄帝内经素问集注·阴阳类论》："此六脉者，乍阴乍阳，交属相并，缪通五脏，合于阴阳。"张志聪注："交属相并，缪通五脏，合于阴阳者，谓六经之气，属阴属阳，交相合并，互通五脏，五脏之气，合于五脏之阴阳也。"③张志聪在此训"缪"为"交相"。从文中内容来看，"交""缪"

---

① （唐）王冰注《重广补注黄帝内经素问》卷二十，中医古籍出版社，2017，第389页。
② （唐）王冰注《重广补注黄帝内经素问》卷五，中医古籍出版社，2017，第301页。
③ （清）张志聪集注《黄帝内经素问集注》，上海科学技术出版社，1959，第372页。

意义相同。而前用"交"，后用"缪"，当为避免重复之故。上文已提及，日丹波元简注云："盖左病刺右，右病刺左，交错其处，故曰缪刺。"① 训"缪"为"交错"，此为又一有力佐证。又，清高士宗《黄帝素问直解·缪刺论》："缪，平声，篇内同。左右交刺，谓之缪刺。"② "纰缪"之"缪"声调为去声。《广韵·幼韵》："靡幼切，去幼明。幽部。"而"交相、交错"之"缪"声调为平声。《广韵·幽韵》："居虬切，平幽见。幽部。"可知高士宗也把"缪刺"之"缪"训为"交错"。

其次，非医学典籍当中，"缪"之"交相、交错"义也十分常见：

（1）叔仲皮学子柳。叔仲皮死，其妻鲁人也，衣衰而缪绖。（《礼记·檀弓下》）

（2）大钟鼎，美重器，华虫疏镂，以相缪纷。（《淮南子·本经训》卷八）

（3）金薄缪龙，为舆倚较。（《续汉书·舆服志上》）

（4）项王在鸿门，亚父曰："我使人望沛公，使气冲天，五色采相缪，或似龙，或似云，非人臣之气，可诛之。"（《水经注·渭水三》）

（5）【油葫芦】：四顾山光接水光，天一方，山川相缪郁苍苍，浪淘尽风流千古人凋丧。（元 孙季昌《点绛唇·集赤壁赋》）

例（1）郑玄注："缪，当为'不樛垂'之樛。"孔颖达疏："樛谓两股相交也。"例（2）高诱注："缪纷，相缠结也。"例（3）李贤注引徐广曰："缪，交错之形。"例（4）、例（5）中的"缪"皆为"交相"义。

第二，"缪"当是"摎"之借字。《集韵·幽部》："摎：居尤切，幽韵。"《集韵·幽部》："缪：居虬切，平幽见，幽韵。"两者声母、韵母相同，可为通假。清朱骏声《说文通训定声·孚部》："缪，段（假）借为摎。"《古代汉语通假字大字典》："缪，通'摎'，绞，绞结。"③ 所以"相摎"亦作"相缪"。"相摎结"或"相缪结"表示"相互缠结，纠缠在一

---

① 〔日〕丹波元简等编《素问识》，人民卫生出版社，1984，第348页。

② （清）高士宗著，于天星按《黄帝素问直解》，科学技术文献出版社，1980，第435页。

③ 王海根编纂《古代汉语通假字大字典》，福建人民出版社，2006。

起"义。唐韩愈《别知赋》："山磝磝其相轧，树翳翳其相摎。"宋苏轼《却鼠刀铭》："文如连环，上下相缪。"汉荀悦《前汉纪》："八月，天雨草如莎，相摎结如弹丸。是岁，有献雄鸡生角者。"

"缪"的"交相、交错"义当从"摎"的原始义引申而来。《说文解字·手部》："摎，缚杀也。从手翏声。居求切。"段玉裁注："缚杀也。缚杀者，以束缚杀之也……凡以绳帛等物杀人者曰缚杀，亦曰摎，亦曰绞。《广韵》曰：'摎者，绞缚杀也。'"可知，"摎"的原始义为"缚杀"，"缚"义为用绳索、绳子捆绑或束缚。"缚杀"是用绳子把人捆绑起来，尤其是勒住人的脖子，把人杀害。由"缚杀"之义，从而引申出"相交"之义。《说文解字注·手部》："（摎）引申之，凡绳帛等物二股互交皆得曰摎，曰绞，亦曰纠。"

邵文利从发生学的角度出发，得出古汉语词义引申方式有三种：内因生义、外因生义及修辞生义。[①] 其中"内因生义"为不使用任何修辞手段和外部条件，由该词义的某个特征直接引申出新义的引申方式。"摎"的引申方式当为内因生义，通过内部的"因果关系"发生意义上的引申。大概用绳索、绳子捆绑、束缚人或物的时候，必然产生两股绳子相交的结果。

七　功用特征

根据事物的主要、明显的功用特征，对其进行命名。

【子宫】

"子宫"为女子或雌性哺乳动物的生殖器官。卵子受精后，在子宫内发育成胎儿，子宫宛如胎儿出生之前生长、发育的"房子"，为人类的"摇篮"。根据该器官的功用特征，将其命名为"子宫"。

【防风】

药材名。味辛、甘，微温。多年生草本植物，羽状复叶，叶片狭长，开白色小花。根供药用，有解表、祛风、胜湿、镇痛、祛痰等作用。《本草纲目·草部·防风》："防者，御也。其功疗风最要，故名。屏风者，防风隐

---

① 邵文利：《古汉语词义引申方式新论》，《山东大学学报》（哲学社会科学版）2003 年第 2 期。

语也。"① "防风"这味中药祛风功效最为突出，所以被命名为"防风"。

【益母】

药材名，又名茺蔚、益母草。一年生或二年生草本植物。中医学上以干燥地上部分入药，味苦、辛，微寒。用于治疗月经不调、痛经、经闭、恶露不尽、产后瘀痛、疮疡肿毒等病。《本草纲目·草四·茺蔚》："此草及子皆充盛密蔚，故名茺蔚。其功宜于妇人及明目益精，故有益母、益明之称。"② 因该味中药的主要功用为治疗女性疾病，所以被命名为"益母"。

【续断】

药材名。二年生或多年生草本植物。中医学上以根入药，性微温，味苦。功用为强筋骨、补肝肾、利关节、补血脉。《神农本草经·续断》："（续断）根苦微温。主伤寒，补不足，金疮痈伤，折跌，续筋骨，妇人乳难。久服益气力。"③ 因该味中药有"续筋骨"等功用，所以被命名为"续断"。

八　综合特征

不是选取事物的某一个特征，而是选取两个或两个以上特征对该事物命名。

【麻黄汤】

中医方剂名。《伤寒论·辨太阳病脉证并治中》："太阳病，头痛，发热，身疼，腰痛，骨节疼痛，恶风，无汗而喘者，麻黄汤主之。方五。麻黄三两，去节，桂枝二两，去皮，甘草一两，炙，杏仁70个，去皮尖。"④

"麻黄汤"的"理据元"有二：① "麻黄"为此方中一味中药，且为君药，言其组成特征；② "汤"言其熬制为汤液的属性特征。根据这两个特征，给其命名为"麻黄汤"。

---

① （明）李时珍：《本草纲目》（新校注本第三版中）卷十三，刘衡如、刘山永校注，华夏出版社，2008，第550页。
② （明）李时珍：《本草纲目》（新校注本第三版中）卷十五，刘衡如、刘山永校注，华夏出版社，2008，第658~659页。
③ （魏）吴普等述《神农本草经》卷一，（清）孙星衍、孙冯翼辑，科学技术文献出版社，1996，第27页。
④ （汉）张仲景：《伤寒论》，文棣校注，中国书店，1993，第21页。

【大青龙汤】

中医方剂名。《伤寒论·辨太阳病脉证并治中》："太阳中风，脉浮紧，发热，恶寒，身疼痛，不汗出而烦躁者，大青龙汤主之……麻黄六两，去节，桂枝二两，去皮，甘草二两，炙，杏仁四十枚，去皮尖，生姜三两，切，大枣十枚，擘，石膏如鸡子大，碎。"①

本方为"麻黄汤"附方，在"麻黄汤"中加重了麻黄、甘草的用量。"麻黄汤"功能主要为发汗解表，而"大青龙汤"加重麻黄则使发汗解表之力更强。宋成无己谓："大青龙汤，发汗之重剂也，非桂枝汤之所同，用之稍过，则又有亡阳之失。"② 由此可知，"大青龙汤"的"理据元"有三：①"大"言发汗解表能力更强的特征；②"青龙"取其如青龙行云布雨之意，言其发汗解表的功用特征；③"汤"言其熬制为汤液的属性特征。

再如"小青龙汤"，出《伤寒论·辨太阳病脉证并治》："伤寒表不解，心下有水气，干呕，发热而咳，或渴，或利，或噎，或小便不利、少腹满，或喘者，小青龙汤主之。方十。麻黄三两，去节，芍药三两……"③ 小青龙汤中的君药"麻黄"比大青龙汤减少一半，此方剂的发汗解表能力比大青龙汤稍弱，理据元"小"说的便是此意。其他理据元特征相同。

"大青龙汤""小青龙汤"的词语理据和中华传统文化密切相关。它们的特征正是中华传统文化赋予的。

【白参】

多年生草本植物。叶长椭圆形，四片轮生，萼片狭长，紫色，味苦，可入药。魏吴普《吴普本草·草木类》："（白沙参）一名白参，一名志取，一名文虎……三月生，如葵，叶青，实白如芥，根大白如芜菁。三月采。"④ 明张志聪《本草崇原·本经上品》卷上："沙参一名白参，以其根色名也。"⑤

"白参"一词造词理据清晰，理据类型确定，理据元为"颜色＋类属"。

---

① （汉）张仲景：《伤寒论》，文棣校注，中国书店，1993，第22页。
② （宋）成无己：《伤寒明理论》，中国中医药出版社，2007，第65页。
③ （汉）张仲景：《伤寒论》，文棣校注，中国书店，1993，第23页。
④ （魏）吴普：《吴普本草》，人民卫生出版社，1987，第29页。
⑤ （明）张志聪：《本草崇原》，刘小平点校，中国中医药出版社，1992，第20页。

另"白参"与"沙参"互为异名。《本草纲目·草部·沙参》："（沙参）释名：白参（《吴普》）、知母（《别录》）、羊乳（《别录》）、羊婆奶（《纲目》）、铃儿草（《别录》）、虎须（《别录》）、苦心（《别录》）。"① 李时珍认为"沙参"得名之由为其"宜于沙地"的生长特征。《本草纲目·草部·沙参》："沙参色白，宜于沙地，故名。"② 钱超尘持反对观点。他认为"沙参"的造词理据与"白参"一样，都是"颜色＋类属"。③

钱氏认为：① "沙参"的生长环境不限于沙土。如梁陶弘景《名医别录》："沙参生河内川谷及冤句般阳续山。"宋苏颂《本草图经》："今出淄、齐、潞、随、江、淮、荆、湖州郡皆有之。苗长一二尺以来，丛生崖壁间。"② "沙"非取义于沙土，因"沙"音与"斯""鲜"相近，而"鲜"有"白"的意思，所以"沙参"的得名也是因为其颜色。

钱超尘的解释或有不妥，理由如下。

第一，钱超尘说沙参不限于沙土，也就间接承认了沙参可生于沙土。查阅书籍发现，认为沙参生于沙土的占多数。明张志聪《本草崇原·本经上品》卷上："沙参生于近水之沙地，其性全寒，苦中带甘，故曰微寒，色白多汁。"④《本草备要·草部》"沙参"条："似人参而体轻松白实者良，生沙地者长大，生黄土者瘦小。"⑤ 清张秉成编著《本草便读·山草类》"沙参"条："沙参处处山原沙地皆有之。古无南北之分，然观各家本草云，其色白，其根多汁等语，似指北参而言。"⑥ 由此可知，不能以"沙参"的生长环境不限于沙土而否定"沙参"得名之由为沙地。

第二，即便"沙"有"白"义，仍可将"宜于沙地"作为其命名的理据。张永言说："任何事物或现象都具有多种特征或标志，可是人们给一个事物或现象命名，却只能选择它的某一种特征或标志作为依据。"⑦ 伍铁平也说："概念表达的是事物的本质特征，但是命名的根据却是任意的，

① （明）李时珍编著《本草纲目》，张守康等主校，中国中医药出版社，1998，第306页。
② （明）李时珍编著《本草纲目》，张守康等主校，中国中医药出版社，1998，第306页。
③ 钱超尘：《中医古籍训诂研究》，贵州人民出版社，1988，第189～190页。
④ （明）张志聪：《本草崇原》，刘小平点校，中国中医药出版社，1992，第21页。
⑤ （清）汪昂辑《本草备要》，商务印书馆，1918，第7页。
⑥ （清）张秉成编著《本草便读》，上海卫生出版社，1957，第2页。
⑦ 张永言：《词汇学简论》，华中工学院出版社，1982，第27页。

往往可以任取一个特征，而且可能是非本质特征。"① 造词者给事物命名的时候，通常以某个特征为焦点，不同造词者选取的焦点可能不同。这也是为什么本草类词汇一物多名的原因之一。比如沙参的别名还有"羊乳"，命名者聚焦的特征为"沙参"具有"色白多汁、折之有白汁"的物理特点。同理，"沙参"的生长环境可以为沙地，这也是一个显著的特征，这正如李时珍所说的因"宜于沙地"而得名。另外，中草药名称大多形象生动，通俗易通，简单易记，以便中医医生迅速掌握本草知识，如果以"沙"代"白"而命名，非靠训诂不能得其意，显然有违命名者本意。

第三节　中医行业词汇文化理据

文化理据就是词的语素义完全丧失或语素的现有意义同词义没有联系。造词者在对这一类事物命名时，考虑的不是事物的特征和属性，而是通过其所在民族或中外文化交流对事物命名。通过语素义去探求这一类词的词义都是徒劳的，这一类词的任何一个语素义既不表现事物本身外部特征，也不表现其内部特征。比如"杏林"表示"中医行业"义，与"杏""林"的语素义没有任何联系，其词义是由历史文化典故董奉"为人治病，不取钱物。使人重病愈者，使栽杏五株，轻者一株，如此十年，计得十万余株，郁然成林"赋予的。"何首乌""禹余粮"等词的理据类型也是如此。王寅认为：语义是根植于语言使用者和接受者的百科知识体系之中的，许多词语语义构建的理据并不能在语言系统内部的横组合和纵聚合关系中求得解释，而必须从语言体系之外的文化语境、社会现实等方面去理解。② 其所谓的许多词语语义构建的理据并不能在语言系统内部的横组合和纵聚合关系中求得解释，正是文化理据类型的特征。

一　来源于传说

传说是指民间长期流传下来的对过去事情的记述和评价。一些中医词

① 伍铁平：《论词义、词的客观所指和构词理据——语义学中命名理论的一章》，《现代外语》1994 年第 1 期。

② 王寅：《语义理论与语言教学》，上海外语教育出版社，2001，第 183 页。

语的理据必须从相关传说中才能找到解释。比如：

【当归】

中草药，该味中药的命名和传说有关。相传，古时候有一对夫妻非常恩爱，男的名叫贵生，女的名叫桃花。他们结婚五年，桃花却一直未怀身孕，身体状况也每况愈下。丈夫贵生看到这种情况，决定上山碰一碰运气，挖一味中药给桃花补补身子。但是因山高路险，猛兽出没，贵生怕一时回不来，耽误了桃花的青春，就对桃花说："你在家等我三年，若到时我还采药未归，你就改嫁吧，不要等我了。"三年很快就过去了，桃花仍不见贵生踪影，因生活无所依靠就改嫁了。就在桃花改嫁的第二天，贵生竟衣衫褴褛、遍体鳞伤地从外地回来了，并且手中拿着一味中药。两人相见，皆泣不成声，桃花埋怨自己何不再多等两天，贵生悔恨自己当初不该有言在先。贵生把采到的一味药交给桃花后，便扭头离去。桃花吃了补药后，身体开始好转，很快就怀上了身孕并且生了个胖娃娃。桃花因此更加想念贵生，时常念叨着："正当归时却不归。"后来，人们便把贵生交给桃花的这味中药取名为"当归"。①

【虎撑】

医生出门行医或出门采药时手里拿的环形铃铛。旧时走方医手里经常会拿着这种工具，边走边摇，以招揽患者。"虎撑"造词理据何解？相传有一天孙思邈上山采药时，遇见一头猛虎。他本以为将无处逃命，但是老虎并未气势汹汹地向他扑来，反而张着嘴蹲在地上，脑袋不停地来回摇晃，注视着孙思邈。孙思邈感到很奇怪，就大胆地向老虎走去。靠近之后才发现，原来有一块坚硬的骨头卡住了老虎的喉咙。孙思邈的扁担上有一对铜环，于是他就把铜环放入虎口，撑住虎嘴，以免被老虎咬伤。就这样，骨头被顺利地取了出来。从此以后，环形造型的铃铛成为采药及游医的标志，并得名"虎撑"。②

二　来源于历史典故

历史典故是诗文、史书等作品中引用的古代故事。

---

① 胡皓、胡献国主编《讲故事识中药》，人民军医出版社，2013，第127页。
② 朋朋：《虎撑——走方郎中手里的串铃》，《中华遗产》2017年第6期。

【橘井】

中医表示良药的典范。"橘""井"两个语素和"良药之典范"并没有任何联系，对其意义的探求必须从文化角度出发。

"橘井"一词首见于晋葛洪《神仙传·苏仙公》："先生曰：'明年天下疾疫，庭中井水，檐遂橘树，可以代养。井水一升，橘叶一枚，可疗一人……来年，果有疾疫，远近悉求母疗之，皆以水及橘叶，无不愈者。"①后来人们根据"橘井"的典故，又造出"橘井流香""橘井流芳""橘井泉香"等成语来称赞从医者高超的技术、高尚的品德。

【何首乌】

本名交藤，根茎俱可入药，有安神、养血、活络、消痈的作用。与其别称"交藤"②形成鲜明对比的就是，"何首乌"这一名称并不能从语素义得到命名的理据，必须从历史典故中寻找答案。

对于"何首乌"名字的由来，医学典籍中多有记载。如宋唐慎微《证类本草》引《日华子诸家本草》："其药本草无名，因何首乌见藤夜交，便即采食有功，因以采人为名耳。"③宋苏颂《图经本草·草部下品之下》："此药本名交藤，因何首乌而得名。何首乌者，顺州南河县人，祖能嗣，本名田儿，生而阉弱，年五十八，无妻子。"④

三　来源于中外文化交流

中外文化交流中，中医借用了许多外来词。这些外来词主要有音译词、字母词、意译词、音译加意译词等。"意译词"是否归属于外来词还存在争议⑤，无论其是否归属于外来词，都不影响它是使用本族语言的构词语素和规则构成的新词。"音译加意译词"为部分语素使用了外来语言

---

① （晋）葛洪：《神仙传》，中华书局，1991，第70页。

② "交藤"理据类型为特征理据，因其外形"多藤相交缠绕"，故名。

③ （宋）唐慎微：《证类本草》，尚志钧等校点，华夏出版社，1993，第304页。

④ （宋）苏颂：《图经本草》（辑复本），胡乃长、王致谱辑注，福建科学技术出版社，1988，第287页。

⑤ 北京大学中文系现代汉语教研室编《现代汉语》："外来词不包括意译词。"（商务印书馆，1995，第243页）高名凯、刘正埮《现代汉语外来词研究》（文字改革出版社，1958）、周祖谟《汉语词汇讲话》（人民教育出版社，1959）、孙常叙《汉语词汇》（吉林人民出版社，1956）等都认为意译词不算外来词。

的材料，词义的探求需要结合外来文化，属于"文化理据"类型。"音译词""字母词"这类狭义的"外来词"①，语素义与词义之间没有联系，也属于"文化理据"类型，正如符淮青所说，"这些音译词每个音节本身可以表示语素，有它自己的语素义，但在这里完全不用它原有的语素义"②。

【底野迦】

音译词。一种配制复杂的解毒药。《中医大辞典》言出唐苏敬《新修本草》。唐苏敬《新修本草·兽禽部》："底野迦，味辛、苦，平，无毒。主百病，中恶，客忤邪气，心腹积聚。出西戎。"③ 万涛等认为，"底野迦"，又写作"底也伽"、"的里亚加"或"德里鸦噶"，为拉丁语"theriaca"的音译。④

【槟榔】

音译词。"槟榔"还作"仁频"。罗常培认为这个词为来源于马来语的借词："这个名词应该是马来语（Malay）pinang 的对音。爪哇语（Jaya）管 pinang 叫做 jambi，也或许就是'仁频'的音译。"⑤ 陈增岳也认为，"槟榔"一词来自南洋是公认的。⑥

《本草纲目·果部·槟榔》："宾与郎皆贵客之称，嵇含《南方草木状》言：交广人凡贵胜族客，必先呈此果。若邂逅不设用，相嫌恨。则槟榔名义，盖取于此。"⑦ 李时珍对该词造词理据的解释有牵强附会之嫌。

【鸦片】

外来音译词，俗称大烟，为传统医学上的麻醉性镇痛剂，源于罂粟植物蒴果。罂粟原产于西亚阿拉伯半岛、南亚印度等地，公元前 5 世纪左右，希腊人把罂粟的花或果榨汁入药，发现它有安神、止泻、忘忧的功效。《汉语外来词词典》"鸦片"条称："又作'阿片、雅片'。英'opium'

---

① 邵敬敏《香港方言外来词比较研究》（《语言文字运用》2000 年第 3 期）主张在界定"狭义外来词"时从声音来入手："即主要根据非汉语词语的语音，用语音相近的汉字译写或直接用外文字母替代而构成的新词，这才叫做狭义的'外来词'。"

② 符淮青《词义和构成词的语素义的关系》没有提及"字母词"，"字母词"和"音译词"在语素表达意义方面是一样的。

③ （唐）苏敬：《新修本草》（缩印本）卷十五，上海古籍出版社，1985. 第 175 页。

④ 万涛、侯如艳：《底野迦考》，《中医文献杂志》2017 年第 5 期。

⑤ 罗常培：《语言与文化》，语文出版社，1989，第 25 页。

⑥ 陈增岳：《汉语中医词汇史研究》，暨南大学出版社，2017，第 401 页。

⑦ （明）李时珍编著《本草纲目》，张守康等主校，中国中医药出版社，1998，第 776 页。

（＜拉丁语＜希腊语 opion，'罂粟汁'＜opos，'蔬菜汁'）。"① 陈增岳认为，希腊人称罂粟为"阿扁"。公元 6 世纪，随着文化交流的不断深入，阿拉伯人把它传到了波斯等国，波斯人变"扁"音为"片"，于是称它为"阿片"。在唐朝的时候，它从印度传入中国，中国人把"阿"音发成了"鸦"音。从此，中国就有了"鸦片"一词。②

"鸦片"意义的表达和语素义没有任何的联系。要想了解其背后的意义，必须借助对外文化交流才能知晓。

第四节　中医行业词汇功能理据

功能理据就是语言内部通过自身调节选用相关的语素来表达语法功能从而产生词语的理据。量词的产生是为了表达某种语言功能。安丰存认为："量词的产生必然要实现为某种功能。"③ 郭绍虞认为量词的产生是为了调节语言的音节："很可能是带些声气作用，而后来才逐渐形成量词的。"④ 桥本万太郎持"形态补偿"的观点，他认为量词的产生多数是为了给一些单音节语言的名词以某种补充。⑤ 刘丹青认为量词有五种价值：①凑足音节；②区分类别；③代替名词；④区别名词词义；⑤区别词与词组。⑥ 袁晖说量词最本质的特点是表量，表量是其存在的根本依据，如果一个量词不表量，它也就没有存在的价值了。⑦ 戴浩一认为量词的产生正是基于"个体标记"功能，数词后的量词起到了个化前一个名词的作用。⑧ 金福芬等也认为量词的产生是"个体标记"化的结果。⑨

本节研究的量词主要是在现代汉语中仍然使用且仅限于在中医行业中

---

① 刘正埮等编《汉语外来词词典》，上海辞书出版社，1984，第 379 页。
② 陈增岳：《汉语中医词汇史研究》，暨南大学出版社，2017，第 412 页。
③ 安丰存：《从量词的语法化过程看语言结构的内部调整》，《汉语学习》2009 年第 4 期。
④ 郭绍虞：《汉语语法修辞新探》，商务印书馆，1979，第 26 页。
⑤ 〔日〕桥本万太郎：《语言地理类型学》，余志鸿译，北京大学出版社，1985，第 90 页。
⑥ 刘丹青：《汉语量词的宏观分析》，《汉语学习》1988 年第 4 期。
⑦ 袁晖：《量词札记》，《安徽师大学报》（哲学社会科学版）1979 年第 1 期。
⑧ 戴浩一：《概念结构与非自主性语法：汉语语法系统概念初探》，《当代语言学》2002 年第 1 期。
⑨ 金福芬、陈国华：《汉语量词的语法化》，《清华大学学报》（哲学社会科学版）2002 年第 S1 期。

使用的量词:"剂""服""味"。

【剂】

"剂"是"齐"的后起字,《说文·刀部》:"剂,齐也。"段玉裁注:"是剂所以齐物也……今人药剂字乃《周礼》之齐字也。"《集韵·霁韵》:"齐,和也。《周礼》:'八珍之齐。'"魏晋之前,"剂(齐)"常用其"调配、调节"义。如:

(1)故将使民者,乘良马者不可不齐也。(《商君书·战法》)

(2)夫匠者,手巧也;而医者,齐药也。(《韩非子·定法》)

(3)凡羞有湇者,以齐。(《礼记·少仪》)

(4)和与羹焉,酸苦以剂其味。(南朝宋 范晔《后汉书·文苑列传·刘梁》)

(5)剂水火而和调,糅苏荃以芬芳。(南朝梁 何逊《七召·肴馔》)

"剂(齐)"由表动作的"调配、调节"义,引申出表动作结果的"多味药配制而成的药剂"。如:

(6)在肠胃,火齐之所及也。(《韩非子·喻老》)

(7)如是者,可将以甘药,不可饮以至剂。(《灵枢经·终始》)

(8)于是天子始亲祠灶,遣方士入海求蓬莱安期生之属,而事化丹沙诸药齐为黄金矣。(汉 司马迁《史记·孝武本纪》)

(9)(华佗)精于方药,处剂不过数种,心识分铢,不假称量。(南朝宋 范晔《后汉书·方术列传·华佗传》)

"剂(齐)"由"调配、调剂"义引申出"配制的药剂"义,为"剂"虚化为量词提供了语义上的来源。刘世儒认为,"剂"作为量词由其"调剂"义而来[1],但所举最早用例系晋葛洪《神仙传》卷六"少君乃与其成药二剂",恐时代稍晚。量词"剂"产生的年代不晚于汉代,传世文献与

---

[1] 刘世儒:《魏晋南北朝量词研究》,中华书局,1965,第167页。

出土文献中均有大量例证①，如：

（1）治以鸡矢醴，一剂知，二剂已。（《素问·腹中论》）

（2）第八隧卒宋□病伤汗，饮药十齐，癸未医行□。（《居延汉简》257.6A）

（3）第十隧卒高同病伤汗，饮药五齐□。（《居延汉简》265.43）

（4）若汗不出，乃服至二三剂。（汉 张仲景《伤寒论·辨太阳病脉证并治上》）

（5）方见上，三日一剂可至三四剂，此先服小青龙汤一剂。（汉 张仲景《金匮要略》卷三）

（6）病重者，一日一夜服，晬时观之，服一剂尽。（汉 张仲景《金匮要略》卷七）

从语法特征上看，量词"剂"在两汉时期以"（名）＋数＋剂"的结构出现②，所称量的名词或省略，或置于"数＋剂"前，这表明量词"剂"还处在语法化的初始阶段。同时，出现了"一量多名"的现象，称量的对象可以是"药"，也可以是"汤"。

魏晋以降迄至唐宋，"数＋剂＋名"结构大量出现，表明量词"剂"已经发展成熟，因为只有当数量结构置于名词之前时，在这一特定语法位置上的量词的语法化才能更进一步。③ 如：

（1）少君乃与其成药二剂。（晋 葛洪《神仙传》卷六）

（2）合一剂汤与之。（南朝宋 刘义庆《世说新语·术解》）

（3）浩感其至性，遂令异来，为诊脉处方。始服一剂汤，便愈。（同上）

（4）余依方服一剂得下后消息，看气力、冷热增损，方调定，更

---

① 张显成、李建平在《简帛量词研究》中指出"剂"在《马王堆帛书·五十二病方》中已引申为表示药物计量单位的量词。

② 通过对成书于汉代的《黄帝内经》《神农本草经》《伤寒杂病论》《金匮要略》四部医学典籍的穷尽式考察，暂未发现"数＋剂＋名"结构用例。

③ 李建平：《先秦两汉量词研究》，中国社会科学出版社，2017，第234页。

服一剂汤。(唐 孙思邈《千金要方·妇人方》卷二)

（5）即进汤，服一剂，便觉稍远。又服，还变成五色物。数剂，疾平。(唐 丘悦《三国典略》卷三八一)

（6）前后服十剂汤、一剂散。(宋 郑樵《通志·艺术传》卷一百八十三)

明清时期，"一量多名"现象进一步发展，"药"可直接放在"数＋剂"后，与现代汉语用法已无差别。如：

（1）到家查了古方，参以己见，把那热者凉之，虚者补之，停停当当，不消三四剂药儿。(明 兰陵笑笑生《金瓶梅》第五十四回)

（2）管待了他的酒饭，与了他那二两银子。他也还留下了两剂药。(《醒世姻缘传》第三十九回)

（3）昨日开了方子，吃了一剂药，今日头眩的略好些。(清 曹雪芹《红楼梦》第十一回)

（4）胜爷开了治吐血的方子，叫家人备快马，到大药铺照方抓三剂药。(清 张杰鑫《三侠剑》第六回)

以上通过对量词"剂"源流演变的考察，可知"多味药配制而成的药剂"义为其虚化的直接意义来源。中医量词"剂"产生的机制为：物^{名词}→称量本物^{量词}。产生途径为：

动词："调配、调节" $\xrightarrow{\text{引申}}$ 名词：调配的药剂 $\xrightarrow{\text{虚化}}$ 量词：称量"药物"。

【服】

现代汉语中，"服"作为中医药量词，用法与"剂"相同，《现代汉语词典》(第 7 版)的解释是："量词，用于中药。"如：

（1）明天再去找那道士要一服仙药，吃了追上去。(鲁迅《奔月》)

（2）这是一服无上的镇静剂呢。（郭沫若《行路难》）

（3）但这总是我们的一服药。（俞平伯《读〈毁灭〉》）

无独有偶，现代汉语中的量词"副""付"也可称量中药。如：

（4）这不是重病，不要紧，再吃一两副药就更好了。（巴金《春》）

（5）你不要着急，你一定会好起来的，张伯情说吃几付药，养半个月，一定会好的。（巴金《寒夜》）

（6）说罢铺纸提笔蘸墨，开了一剂滋阴壮阳温补的药方，一次取了七副，并嘱咐连服五日。（陈忠实《白鹿原》）

（7）他还开好药后一付付熬好，连同煎鸡蛋一同送至病人手中。（1994年报刊精选/09）

所不同的是，与量词"服"相比，"副"和"付"不但可以称量中药药剂，更多的是称量"成对或成套的东西"[1]，其源流及三者之间的关系有待阐明。

1. 量词"服"的产生及用法

关于量词"服"产生的年代，学界虽早有论及，但众说纷纭，尤其是对产生的年代争议较大。李建平认为产生于汉代[2]，惠红军[3]、向熹[4]、刘子平[5]等皆认为产生于魏晋，王绍新认为产生于唐代[6]，而宗守云认为产生于宋代。[7]李建平所举例证皆出自东汉张仲景的《伤寒论》，如"又不汗，服后小促其间，半日许，令三服尽"等。结合上下文语境及中医常识对《伤寒论》中出现的"服"考察后发现，该书中"数＋服"结构中的"服"皆为动词，表"服用几次"义，如"夜一服""分温二服""日三服"等。再如"温服一升，日三服"，"温服"与"三服"相对，其中的"服"为

---

① 比如"一副手套""全副武装"等，手套成对出现，装备成套出现。量词"付"同"副"。
② 李建平：《先秦两汉量词研究》，中国社会科学出版社，2017，第187页。
③ 惠红军：《汉语量词研究》，四川大学博士学位论文，2009，第114页。
④ 向熹：《简明汉语史》（下），商务印书馆，2010，第324页。
⑤ 刘子平编著《汉语量词大词典》，上海辞书出版社，2013，第69页。
⑥ 王绍新：《隋唐五代量词研究》，商务印书馆，2018，第175页。
⑦ 宗守云：《集合量词的认知研究》，世界图书出版公司，2010，第205页。

动词，属于状中结构。李建平所举另一用例为"半日许，令三服尽"。从医理上讲，半日喝三次药符合实际，而喝三服药不合常理，所以该例中的"服"仍为动词，是说将药分作三次服用，半日之内服用完毕。惠红军未举例证，向熹、刘子平所举最早的例证皆为北周庾信《燕歌行》"定取金丹作几服，能令华表得千年"。但该例中的"服"应为动词，而非量词。"服"作动词时，动宾结构"服+丹"常见，如东晋葛洪《神仙传》："吾师非凡人也，服丹而死。"① 而作量词时，数量结构"数+服"修饰限定"丹"，古代文献鲜有旁证。比较来看，唐五代说更可信，但王绍新举证均不够典型，如唐齐已《谢人惠诗》："久餐应换骨，一服已通神。"该例中的"服"仍可理解为动词。作者本人也直言，"凡例各有局限性，未见更好的例子"②。总之，仍有必要对量词"服"的产生做进一步的梳理。

经查，从汉代开始，"服"作动词有"吞服"义，且"吞服"的对象一般为"药物"，如：

（1）医不三世，不服其药。（《礼记·曲礼下》）

（2）即令更服丸药，出入六日，病已。（汉 司马迁《史记·扁鹊仓公列传》）

（3）右四味，以甘澜水一斗，先煮茯苓，减二升，内诸药，煮取三升，去滓，温服一升。（东汉 张仲景《伤寒论·辨太阳病脉证并治中》）

（4）一转之丹，服之三年得仙；二转之丹，服之一年得仙。（晋 葛洪《抱朴子·内篇·金丹》）

（5）浩感其至性，遂令异来，为诊脉处方。始服一剂汤，便愈。（南朝宋 刘义庆《世说新语·术解》）

因"吞服"的主要对象为"药物"，所以"服"可引申为称量"药剂"的量词，其产生年代不晚于唐代，如：

（1）八叠山多恶疾人，法和为采药疗之，不过三服皆差，即求为

① （晋）葛洪：《神仙传》卷二，上海古籍出版社，1990，第13页。
② 王绍新：《隋唐五代量词研究》，商务印书馆，2018，第175页。

弟子。（唐 李百药《北齐书·陆法和传》）

（2）避恶气欲省病，服一服，皆酒服。（唐 孙思邈《备急千金要方》卷三十）

（3）服别相去如人行六七里，吃一服，以快利为度。第二服则利，更不须服之。（唐 王焘《外台秘要·天行大小便不通胀满及涩方四首》卷三）

（4）元嘉中用疗数人皆良。有一人服五服药，即出虫长一尺余三枚。（唐 王焘《外台秘要》卷十二《积聚心腹胀满方一首》）

（5）服别相去如人行七八里，吃一服，不利，忌生冷油腻。（唐 王焘《外台秘要》卷十三《瘦病方五首》）

（6）上二味细切，好酒五升浸七日，量力取数服，酒尽，以酒更浸两遍。（唐 王焘《外台秘要》卷二十三《瘿病方一十八首》）

（7）但灌坠涎①三服药，各随脏腑辨根基。（唐 李石《司牧安骥集·造父八十一难经》卷二）

（8）酒下一服黑神散，此药通灵效不迟。（同上）

（9）下针本穴便溲痊，妙药三服气脉顺。（唐 李石《司牧安骥集·黄帝八十一问》卷五）

（10）凉药一匙蜜四两，不过三服病长休。（唐 李石《司牧安骥集·新添马七十二恶汉病源歌》卷六）

（11）凉药一服淋一上，三江大海放为其。（同上）

（12）右以水二升，煎取八合，空心热吃三服。（唐 昝殷《经效产宝·妊娠安胎方论第一》卷上）

（13）右水二升，煎七合，后入蒲黄，空心服两服。（唐 昝殷《经效产宝·产后烦闷虚热方论第二十九》卷中）

其中，例（1）（9）（10）中的"三服"可做重新分析。当"服"为动词时，"数＋服"的结构类型为状中结构，表示"服药几次"；当"服"作量词时，"数＋服"的结构类型为数量结构，表示"几服药"。因为"数＋服"的结构在唐代可以做重新分析，这为量词"服"的产生提供了

---

① 坠涎，丸药，主治咳嗽。宋洪遵《洪氏集验方》卷五："坠涎圆，治咳嗽化痰。"

可能。例（2）~（8）、（12）、（13）中"数＋服"分别放在中心动词"服""吃""取""灌""下"后，构成名词性数量短语。例（4）（7）（8）中"服"后有一个表方剂或药品的名词性成分，前有支配这一名词性成分的动词，表明"服"已发展为一个成熟的量词。如果说量词"服"的语法化开始于"数＋服"结构的重新分析，那么则终止于"数＋服"前中心动词的出现。例（10）的"凉药一匙"与例（11）中"凉药一服"相对，"一匙"为数量结构，可知"一服"亦为数量结构，其中的"服"为量词，而非动词。值得注意的是，因例（10）中的"一匙"为数量结构，说明其后的"三服"是"数词＋动词"，"服"的宾语是"凉药一匙"，"服"为动词，与例（11）"凉药一服"中的"服"词性并不相同。

综上可以看出，唐代文献中"（名）＋数＋服"与"数＋服＋名"结构并存，"服"可以与概数词"数"组合，同时出现了"一量多名"的现象，"服"称量的对象可以是"散"，也可以是"药"，量词用法已经较为成熟。但与量词"剂"不同的是，量词"服"在产生之初语法化程度就很高，"数＋服＋名"结构已经大量存在。这与其产生的年代息息相关，因为南北朝之后，数量词移至中心词前面是主流。① 发展至唐代，"数＋量＋名"结构已是表达数量关系最常用的语法形式。受该语法形式的影响，量词"服"在产生之初，就主要以"数＋服＋名"的语法形式出现。

从宋代开始，量词"服"得到进一步发展："数＋服＋名"的用例大量增加。支配这一名词性成分的动词出现了"煎""吃""进"等。"一量多名"现象进一步凸显，"服"的称量对象扩展至"汤"，同时还可以与"每一""三两"等短语组合。如：

（1）又曰："此一服药人人皆可服，服之便有效，只是自不肯服耳子寰。"（《朱子语类》第九十四卷）

（2）戴人见之而笑曰："病既频而少，欲通而不得通也，何不大下之？此通因通用也。此一服药之力。"（金 张从正《儒门事亲》卷七）

（3）后为两制日，疾，医者复以丁香草果饮，亦三两服即愈。（宋 周密《癸辛杂识·马相去国》）

① 刘世儒：《魏晋南北朝量词研究》，中华书局，1965，第48页。

（4）右同搅拌匀，以磁器蒸熟，柳木匙捞，候成膏，每一服汤点一匙甚妙。（明 朱橚《普济方》卷一百五十七）

（5）王庆要病好，不止两个时辰，把两服药都吃了。（明 施耐庵《水浒传》第一百零二回）

以上通过对量词"服"源流演变的考察，可知"服用药物"义为其虚化的直接意义来源。量词"服"产生的机制为：动作动词→称量其受事的量词。产生的途径为：

$$动词：服用药物 \xrightarrow{\text{虚化}} 量词：称量"药物"$$

其产生的原因除了受语法系统的影响之外，也和人类的认知有关，量词"服"的产生就是一个转喻的过程。转喻就是以一种实体替代另一种实体，从而突出该实体的主要功能和显性特征。"服"由"服用药物"到称量服用的药物，是一个很自然的认知发展过程。

2. "副"与"付"的产生及用法

刘世儒认为量词"副"的产生年代为南北朝时期，本义为"分判"，由此引申，凡有"分合""配合"义的词语大都可用"副"作量词，既可以称量两个相同的物品，也可指异物相配。[1] 但量词"副"在产生之初，指称的对象与药物并无关系。如：

（1）情系帷幄，拜表奉贺，并献文履七量，袜若干副。（三国魏 曹植《冬至献袜履表》）

（2）州县春秋致束帛酒肉，仍赐衣一副、绢一百匹。（《旧唐书·王希夷传》）

（3）（崔）复致衣一袭，被褥一副。（南朝宋 刘义庆《世说新语·方正》注引《孔氏志怪》）

（4）卿那得此副急泪？（南朝梁 沈约《宋书·刘怀肃传》卷十七）

---

① 刘世儒：《魏晋南北朝量词研究》，中华书局，1965，第205页。

（5）有漆砚一枚，牙子百副。（唐 徐坚等《初学记·文部》卷二十一引《东宫故事》）

经查，晚至清代，量词"副"才开始用来称量药剂，如：

（1）我今听之天数，取药二剂，一安胎，一堕胎，送与太子，只说都是堕胎药，任他取用那一副。（清 褚人获《隋唐演义》第九十九回）

（2）密袖二药，入宫献上道："此皆下胎妙药，任凭取用一副。"（清 褚人获《隋唐演义》第九十九回）

（3）我这副药珍珠八宝样样都全，但是这副药本就得四十块大洋。（清 李宝嘉《官场现形记》第三十九回）

（4）齐巧本府上省，贾制台问到首府，首府又替他下了一副药，因此才拿他撤任。（同上，第四十三回）

（5）这人把纸交给白洁："恩人，这是我家祖传专治毒药伤的绝方，请您拿着它到药铺去，照方子抓一副来，越快越好。"（清 常杰森《雍正剑侠图》第十六回）

关于量词"服"、"副"（称量药物）的互用关系，吕叔湘认为："'副'也用于中药。原写作'服（fù）'。"[1] 李计伟则认为："（称量药物）'副'和'服'是由于人们观察视角的不同造成的……'服'和'副'应该是并行的两个量词。"[2] 本书认同吕叔湘的观点。"副"称量药物是后起的用法，与"服"不存在并行关系。从时间上来看，量词"服"称量药物的时间远早于量词"副"。从理据上看，动词"服"的受事主要为"药物"，引申为量词更加自然，因为量词的产生一般来说就是"它们的语法意义就是由它们的本来意义引申的"[3]。再从功能上来看，量词"服"自产生之初起就是药物的专用量词，没有发生泛化，更加具有语用的"标记性"。

"副"之所以可以称量药物，与量词"服"的语音、中医行业词汇特

① 吕叔湘主编《现代汉语八百词》（增订本），商务印书馆，1999，第 212 页。
② 李计伟：《量词"副"的义项分立与对外汉语教学》，《语言教学与研究》2006 年第 6 期。
③ 王力：《汉语史稿》，商务印书馆，1980，第 238 页。

点及量词"副"称量对象的特征有关。从语音上来看，《集韵·有韵》："服，扶缶切。"奉母上声，随着全浊上声变读去声，量词"服"在近代汉语语音中产生去声一读①，与"副"构成同音关系。恰巧"副"也有量词用法，二者便产生混淆。当然，量词"副"既可称量两个相同的物品，也可指异物相配，而中药方剂大多是多味中药的配伍，借用"副"来称量中药方剂似乎也行得通，但我们认为这种语义因素的影响微乎其微。这可以得到量词"付"用法的参证。与量词"副"相同的是，"付"也是晚至清代才产生称量药剂的用法。如：

（1）艾道爷诊脉给开了方子，打发人照方抓了三付药。（清 张杰鑫《三侠剑》第三回）

（2）贫道所用的药不多了，昨天拟寻找材料配一付药，（同上，第五回）

（3）进至轩中，为礼坐下。希侨道："我当你还病哩。听说吃两三付药，不能下床，如何好的这样快？"（清 李绿园《歧路灯》第二十回）

（4）郑大嫂道："如今城西南槐树庄舍药哩，大奶奶何不去走走，拜付药呢？"（清 李绿园《歧路灯》第四十七回）

（5）【白】难撇掉，难撇掉，好似吃了一付迷魂药，空口说话你不信，摘下心来与你瞧。（清 华广生《白雪遗音·送多情》）

宗守云认为量词"付"的理据性不强，"付"的基本义是"交付"，与量词的用法没有什么关系。② 它用来称量药剂完全是由于与"服"的语音相同。

3. "服"、"副"与"付"的规范

从语言规范的角度看，"服""副"作为量词本应该各有侧重，称量药剂时应使用"服"。量词"服"自产生之初起就专门称量药物，发展至今，

---

① 《集韵·有韵》："服，扶缶切。牝服，车厢也。"此义与量词无关，故不能排除量词"服"在口语中变调构词（由入声或阳平）读为去声的可能。作动词读阳平，而量词读去声，各有分工。

② 宗守云：《集合量词的认知研究》，世界图书出版公司，2010，第207页。

仍未改变。此外，量词"服"产生的机制"服^{动词}→称量其受事^{量词}"也表明"服"的产生与指称的对象之间存在天然的联系，并且有很强的标记性。同时，《现代汉语词典》（第7版）也对三个量词进行了规范，表示称量药剂时应使用"服"。如："服：量词，用于中药。""副：量词，用于成对、配套或面部表情。""付：量词，同副。"所以，无论是从理据还是规范化角度，都应把"服"作为中药方剂的专用量词，而"副""付"用于中药方剂外的其他名词性成分。

【味】

"味"为名量词。现代汉语中，用来称量中药。①

（1）小王啊，你得记着跟挂号的人说说，就说咱们这"再造金丹"嘛，已经没啦，因为……呃……因为有几<u>味</u>药配不全，所以难以为继……（陈建功《皇城根》）

（2）最后一<u>味</u>药就是甘草。甘草是调和诸药，它有国老之称。（曲黎敏《养生十二说——养生大智慧》）

（3）一点香灰之外，还有两三<u>味</u>草药。（老舍《骆驼祥子》）

"味"的本义是滋味，《说文·口部》曰："味，滋味也。从口，未声。"比如：

（1）子在齐闻《韶》，三月不知肉<u>味</u>。（《论语·述而》）

（2）<u>味</u>不过五，五<u>味</u>之变不可胜尝也。（《孙子·势篇》）

（3）其数六，其<u>味</u>咸，其臭朽，其祀行，祭先肾。水始冰，地始冻，雉入大水为蜃。（《吕氏春秋·孟冬纪》）

（4）政成生殖，乐之至也。若视听不和，而有震眩，则<u>味</u>入不精，不精则气佚，气佚则不和。（《国语·单穆公谏景王铸大钟》卷三）

"味"的本义"滋味"为"味"虚化为量词提供了语义上的来源。经

---

① 有时也称量菜品的数量，比如"这一味菜""三味菜"等等，但是称量菜品的"味"基本上已被量词"道"取代。

过不断虚化，"味"用来称量有滋味的食物或药材，产生的机制为：滋味^{名词}→指称有滋味的事物^{量词}。其和量词"头"产生的机制大体相似。一个由滋味虚化为用来称量有滋味的事物，一个由"头"虚化为用来称量"有头之物"。王彤伟认为："头本为名词，表'脑袋'，由此引申为表示'有头之物'的量词。"①从汉代开始，"味"已开始称量中药，比如：

（1）右五<u>味</u>，哎咀三<u>味</u>。（《伤寒论·辨太阳病脉证并治》）

（2）上五<u>味</u>为散，更于白中杵之，白饮和，方寸匕服之。（《伤寒论·太阳病上》）

（3）只如八<u>味</u>肾气②。（《五藏论》卷一）

（4）取金液及水银一<u>味</u>合煮之。（《抱朴子·内篇·金丹》卷四）

（5）变一瓜为数十种，食一菜为数十<u>味</u>。（唐 姚思廉《梁书·贺琛传》卷三十八）

（6）伏奉中使宣刺中，赐贫道药若干<u>味</u>。（唐 陈子昂《谢药表》）

（7）一<u>味</u>醍醐药，万病悉皆安。（南唐 静、筠禅僧《祖堂集》卷十一《云门和尚》）

（8）横竖这三<u>味</u>药都是润肺开胃不伤人的。（《红楼梦》第八十回）

以上用例表明，量词"味"产生的年代不晚于汉代，"味"的原始义"滋味"为其虚化的直接意义来源。量词"味"产生的方式可概括为：

$$名词：滋味 \xrightarrow{虚化} 量词：称量 "有滋味" 的食品或药物$$

通过以上的讨论发现仅用于中医领域的量词"剂""服""味"有以下特点。

---

① 王彤伟：《量词"头"源流浅探》，《语言科学》2005 年第 3 期。

② "八味肾气"中的"味"有学者认为称量的是"肾气"，见王亚丽《敦煌古医籍中的名量词》（《南京中医药大学学报》2010 年第 2 期），此说法值得商榷。"八味肾气"当是"八味肾气丸"，《金匮要略·血痹虚劳病脉证并治》："虚劳腰痛，少腹拘急，小便不利者，八味肾气丸主之。""八味肾气丸"是由八味中药配伍而形成的丸剂，可以看出"八味肾气"中的"味"称量的对象仍为中药。

①这一类量词适应能力较弱，仅用于中医领域并且有特定的称量对象，从产生之初直到现在，并没有发生"泛化"。这类量词和刘世儒所说的专用陪伴词相当："这类量词适应能力最弱，其它事物虽在同一义类也一律不能援例使用。用法都是很简单的。"① 在现代汉语中，"剂""服"仍只称量中药药剂，"味"仍只称量某一种中药②，同为药物的西药，仍不能使用"剂""服""味"称量。

②"剂"和"服"虽同用于称量中药药剂，但是，其来源及侧重点却有所不同。"剂"来源于名词，由"多味药配制而成的药剂"引申而来；"服"来源于动词，由"服用药物"引申而来。其侧重点也不同，何杰认为："服和剂都用于药，服的理据重点在于概括人们服用药的客观现实，剂的理据重点在于概括反映药的用量。"③

③因为中医行业词汇高度的"连续性"，历代词汇可以说是一脉相承，而且比较完整。④ 中医量词的一脉相承及其原始用法，能很好地说明这一点。因为中医行业有着广泛的群众基础，历史悠久，以及其行业语的相对封闭性，再加上词汇"连续性"的特点，中医量词的原始用法较完整地保留了下来，为研究量词的一般规律提供了很好的原始材料。

④中医量词的原始用法，最能说明刘丹青所说的量词"区分类别"⑤及戴浩一⑥、金福芬等⑦认为的"个体标记"功能。假设没有任何语境，只有"这服""这味""这剂"，也能很清楚地知道它们的所指，这更有力地说明了量词的本质功能，即个化中心名词的所指。

⑤量词的产生是语言系统自身调整的结果，具有不自觉性。语言系统本身具有自我调整的能力，安丰存认为："汉语量词的语法化整体经历了

---

① 刘世儒：《魏晋南北朝量词研究》，中华书局，1965，第 164 页。

② "味"还可称量"菜"，但这并不影响"味"仍为专用量词。第一，中医自古以来就有"药食同源"的思想，广泛意义上说所有"菜"都是中药；第二，现代汉语中量词"道"称量"菜"的频率远远超过"味"。

③ 何杰：《现代汉语量词研究》，民族出版社，2000，第 67 页。

④ 陈增岳：《汉语中医词汇史研究》，暨南大学出版社，2017，第 157 页。

⑤ 刘丹青：《汉语量词的宏观分析》，《汉语学习》1988 年第 4 期。

⑥ 戴浩一：《概念结构与非自主性理论：汉语语法系统概念初探》，广州，第八届当代语文学全国会议，2000。

⑦ 金福芬、陈国华：《汉语量词的语法化》，《清华大学学报》（哲学社会科学版）2002 年第 S1 期。

同形回指—回指替代—个体化标记—冠词化的发展历程。无论哪个阶段，都是语言结构内部调整的结果。"① 赵彦春、王娟认为："语法化的发生出于表达的需要，它对语言结构进行限定或装饰。作为背后的机制——语法，它自有一套独立的、不以个人意志为转移的运行模式。"② 虚词、量词等词是靠语言系统内部自我调整而产生，不以个人意志为转移的。中医专有量词"剂""服""味"的产生，与称量的对象有着天然联系，是语言系统内部根据语义、功能等调整的结果。

---

① 安丰存：《从量词的语法化过程看语言结构的内部调整》，《汉语学习》2009 年第 4 期。
② 赵彦春、王娟：《透过语法化现象看语法机制的自主性》，《四川外语学院学报》2007 年第 5 期。

第三章
中医行业词汇泛化研究

　　语言系统创新的主要途径之一就是扩展和重组现有资源，行业语泛化正是对现有语言资源的扩展和重组。行业语泛化现象十分普遍，词典在标注泛化现象时，经常会在该词的词义前面加上"泛指""特指""比喻""原指"等字眼。比如"症结"一词："中医指腹腔内结块的病。比喻事情弄坏或不能解决的关键。"① 比喻义便是中医行业词汇泛化的结果。

　　泛化（generalization）主要包括两方面的内容。一是语义的泛化。从语义特征出发，原有语义特征减少或改变，指称范围扩大，将越来越多的事物纳入指称范围。二是语用的泛化。词语突破原有的使用语境进入到新语境之后，或扩大了使用范围，或语法功能增值。综合以往学者对行业语泛化的定义，"行业语泛化"可定义为：行业语突破行业界限，伴随着语义或语用方面的变化，指称非本行业的事物。

　　行业语泛化与绪论第四节提及的前三种理论息息相关。它是在认知心理的作用下，通过隐喻、转喻等泛化机制，发生"非范畴化"，产生了新的语言变体即"语域"。在语素要素扩展和重组的过程中，范畴成员必然发生地位和资格的变化，即非范畴化。② 成员的非范畴化又必然伴随着语义和功能的变化，而隐喻是语义和功能实现变化的基本方式。③ 伴随着原

---

① 中国社会科学院语言研究所词典编辑室编《现代汉语词典》（第7版），商务印书馆，2016，第1668页。
② 刘正光：《语言非范畴化：语言范畴化理论的重要组成部分》，上海外语教育出版社，2006，第7页。
③ 刘正光：《语言非范畴化的工作机制》，《外语研究》2005年第1期。

范畴特征的丧失，产生新的语言变体。赫德森（Hudson）认为，根据使用目的而形成的语言变体就是语域。① 行业语泛化是隐喻、"非范畴化"及语域三种理论的综合体现：隐喻、转喻是机制，"非范畴化"是表现，"语域"是结果。它们之间的关系如图 3 - 1 所示。

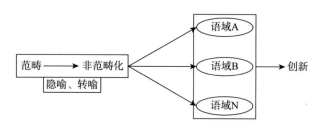

图 3 - 1　三种理论在泛化中的体现

中医行业词汇泛化后，语言系统得以更新，产生了新的语义，增添了语用色彩，丰富了语言表达。

第一节　中医行业词汇泛化的原因

中医行业词汇通过泛化进入共同语词汇系统有多方面的原因，既有词汇系统发展的内部原因，也有社会发展的外部原因，同时还有语言使用者思维联想、求新求异、追求语用效果的个人原因。

一　词汇系统发展规律

随着社会经济的发展，新事物、新现象不断涌现，在客观上需要使用新的词语概括这些新事物和新现象。但是在反映新事实、新现象的问题上，语言的词汇系统具有先天的不自足性，显得相对滞后，词汇系统有时并不会立刻创造出新词去表达新的事物，这就是词汇系统的缺位。刘芳称："词汇不自足现象对于所有语言都是平等的，当然，现代汉语也不例外。"②

词汇系统的缺位，学者早已注意到，比如"空符号"的概念讲的就是

---

① 程晓堂：《语域理论与诗歌的语义和语用分析》，《外语与外语教学》2002 年第 4 期。
② 刘芳：《现代汉语词汇中的不自足现象》，《内蒙古民族大学学报》（社会科学版）2010 年第 4 期。

词汇系统的缺位。王希杰认为各种语言系统中都存在许多"空符号",因为语言系统的不自足性,在我们身边存在着许多客观事物,但是这些客观事物在词汇系统中却找不到相应的语言形式,这就是"空符号"①。刘静也认为,"空符号"其实就是"空范畴"。由于人类语言表达的局限性,许多一直存在的事物或者新生事物没有相应的词来表达,在语言系统中找不到相关的语言符号来表示这些事物的意义,即许多事物只有所指,没有能指。②

既然词汇系统存在着缺位,那么语言使用者就要克服"缺位"给语言表达带来的困难。王希杰认为:"语言具有交际不自足性,具有自我调节功能。"③ 通过已存在的行业语泛化来弥补词汇系统的不足,是自我调节的重要途径。与创造新词来弥补词汇系统的不足相比,行业语的泛化能减少记忆的负担,符合语言的经济性原则。比如:

(1)迈过千亿后放缓扩张 祥生地产积极拓宽"补血"途径。(网络语料)

股市和楼市是改革开放之后才出现的新事物,然后,新事物产生的同时不一定产生一个新词来表达相关的新概念。对于股市和楼市在发展过程中遇到的"需要补给大量的资金"这一困境,"投资""补给"等并不能很好地诠释相关概念,同时也没有产生一个相关的新词来表示,于是在股市和楼市行业内就有了一个"空符号"。为了弥补"空符号"的存在带来的表达缺陷,借用中医行业词"补血"满足了表达需要。

"空符号"并不仅仅存在于新生的事物中,旧事物中也存在大量的"空符号",比如:

(1)因此,必须采取多种措施,标本兼治,坚决解决腐败问题。(1994 年报刊精选/03)

---

① 王希杰:《论潜词和潜义》,《河南大学学报》(哲学社会科学版)1990 年第 2 期。
② 刘静:《现代汉语句法中的空符号问题》,《现代汉语》(语言研究版)2000 年第 5 期。
③ 王希杰:《深化对语言的认识,促进语言科学的发展》,《语言文字应用》1994 年第 3 期。

（2）一手抓改革开放，一手抓反对腐败的战略部署，以卓有成效的探索、实践，证明了"反对腐败与深化改革"的辩证统一、趟出一条新时期反腐肃贪的<u>标本兼治</u>之路。（1994 年报刊精选/03）

腐败问题古今皆有，表示"从枝节和根本方面都得到治理"的概念也一直存在，但是这种概念一直只有所指，没有能指，是一个"空符号"，而中医行业词"标本兼治"刚好可以表达相关概念，通过泛化，弥补了词汇系统的空缺。

这种现象不仅存在于中医行业语中，还普通存在于各种行业语中。比如：戏曲行业语"科班""白脸""黑脸"，体育行业语"秒杀"，物理术语"正能量"，军事行业语"逆袭"，收藏行业语"碰瓷"，等等。这些词通过自身的泛化，填补了现代汉语词汇的不足，促进了汉语词汇系统的自我更新。

二 社会发展外部条件

语言是社会的产物，随着社会的发展而发展。社会的不断变化，能促使新行业的产生，同时也能使某些行业成为社会关注的焦点，这些行业的语言于是成为大家关注的焦点。武占坤等认为："行业语向一般词汇的转化，同该行业在整个社会生活中的地位、影响的变化，和社会文化、技术、科学的发展，有密切关系。近百年，在社会革命发展的带动下，技术革新、文化革命的步调，也不断加快，使某些行业词语，不断突破专业范围，而加入一般词汇队伍中来。"[1] 陈原认为："当社会发生激烈变革的时候，语言的变化幅度也比较大。语言极力要适应社会变化和变革的需要，如果它不能适应这些需要，那么，这种语言就不起作用，它必然会蜕化或死亡。"[2] 这都说明行业语的泛化和社会发展的密切联系。

社会的发展首先体现在行业分工更加细化，原本各领域之间的界限已经变得模糊，各行业相互交叉，行业之间合作加强。第一，分工的细化，使行业词语越来越多，给社会提供了大量的新词语。改革开放以来，人们的生活水平不断提高，老百姓更加注重"养生"。与此相关的中医行业词

① 武占坤、王勤：《现代汉语词汇概要》，内蒙古人民出版社，1983，第 391 页。
② 陈原：《语言与社会》，《陈原语言学论著》，辽宁教育出版社，1998，第 28 页。

"治未病""针灸""拔火罐""冬病夏治""推拿"等逐渐被大众熟知，这就使中医行业词汇的泛化具备了主观条件。第二，在国人的传统观念中，中医有"标本兼治""毒副性小"等特点，大家也热衷于中医的治疗。第三，改革开放以来，中医类医院迅速发展。据统计，2014年底，全国各类中医院达到了3700多所，医院的床位有75万多张。① 以上种种原因为中医行业词汇的泛化奠定了坚实的基础。

"新媒体"是一种新的传媒形态，它包括数字化的传统媒体、网络媒体、移动端媒体、数字电视、数字报纸杂志等。王颖认为："新传媒语境的显著特征就是其虚拟性的移动化，传媒更多转向虚拟的移动社交平台，以及由此带来的对话关系的社交化互动性、全时性，全球性、多媒体化、碎片化、交往主体和文化的多样性等特征。"② 当今年轻人的思想前卫，思维活跃，追求个性，求异求变，接受新事物能力较强，总是较早地感受到社会的变化。这类人群对行业语的泛化起到了强力的助推作用。为了有异于他人的交际表达，他们总是追求语言变异，在一般语境中使用专业词语，在专业语境中追求更多样的表达。另外还有语言使用者的"陌生化"心理。在新媒体的背景下，语言使用者求新、求异的心理被放大。常规的词语搭配显得中规中矩、缺少创意，而采用陌生的词语，则能使语言表达显得更具张力，更加活泼。在新的用法为大众所接受并广泛推广后，行业语的泛化过程就完成了。

什克洛夫斯基认为："艺术的手法是事物的'反常化'手法，是复杂化形式的手法，它增加了感受的难度和时延，既然艺术中的领悟过程是以自身为目的的，它就理应延长。"③ 为了打破语言使用的常规性、感知的惯性，通过跨界借用其他形式的词语，采用反常化、陌生化等手法，使人们从惯性思维中解放，带来新鲜感，重新唤起人们对世界的认识。正因如此，通过使用者的"陌生化心理"，行业语的泛化用法更加富有表现力，既可以使词语显得典雅，也使表达通俗易懂。

---

① 《中医药发展战略规划纲要（2016—2030年）》（国发〔2016〕15号），2016。
② 王颖：《新传媒语境中文学传播的路径与价值嬗变》，吉林大学博士学位论文，2015，第36页。
③ 〔俄〕什克洛夫斯基：《俄国形式主义文论选》，方珊译，生活·读书·新知三联书店，1989，第6页。

（1）电话的紧俏助长了不正之风，一些用户为了早日装上电话，到处托门路，争相"大出血"。（1994年报刊精选/09）

（2）皇马为买齐达内已经是大出血，这次说什么也要好好地讨价还价。（新华社2001年7月新闻报道）

以上两例中使用"大出血"来代替"付出超大代价"，在表达效果上显得新鲜和陌生，在语义上也容易让人理解。

第二节　中医行业词汇泛化的机制

认知是语言的基础，行业语的泛化，包括泛化的不平衡性、泛化的内容等都是建立在认识的基础之上的。行业语泛化在认识思维的指导下，有一套可以归纳、有规律可循的认识机制。李瑛等认为，词义的引申和扩展主要有两种方式。第一种是以事物之间的相似性为基础的隐喻认知机制，第二种就是以事物整体和部分的相近性为基础的转喻认知机制。[①]

一　隐喻

束定芳认为隐喻意义产生的基本条件为本体和喻体之间相似性的作用。而所谓的相似性，就是两个事物在心理、程度、行为以及物理属性上具有相似点。[②] 本书试从行为相似、情态相似及作用相似三个角度来分析行业语的泛化。

①行为相似。行业语的概念与目标域概念的言语诉求使两者的"所指"概念之间具有一定程度的行为相似性，经过相似性联想，行业语泛化到其他目标领域。源域和目标域之间的相似性联系包括活动相似、动作相似、反应相似等等。

【癫痫】

中医指因大脑神经元突发性异常而发作的暂时性大脑机能紊乱，如：

① 李瑛、文旭：《从"头"认知——转喻、隐喻与一词多义现象研究》，《外语教学》2006年第3期。

② 束定芳：《论隐喻的运作机制》，《外语教学与研究》2002年第2期。

（1）哥哥顿时口吐白沫，浑身痉挛，筛糠似的抽搐起来，<u>癫痫</u>发作了。（李樀《孔雀》）

（2）凡癫疾发则仆地，吐涎沫，无知，强掠起，如狂，乃<u>癫痫</u>，系发作性精神异常疾病。（卿希泰《中国道教》）

（3）由于脑部严重创伤，虽经抢救医治，但留下了后遗症：<u>癫痫</u>时常发作，记忆力差，有语言障碍。（1994年报刊精选/08）

因癫痫发作时，常伴随"舌咬伤""尿失禁""凝视""肌肉僵直"等各种异常的动作，人们根据动作的相似性来表示"疯狂、不正常"等，如：

（1）一部分是当阶级的民族的敌人凶恶地举起了钢刀，他们英勇不屈，为人民解放事业毫不犹豫地献出了青春和生命；另一部分却是由于自己营垒内部<u>癫痫</u>疯狂，自我摧残，迫使他们横遭凌辱，抱恨辞世。（当代/报刊/读书/vol-064）

（2）孤独的孩子<u>癫痫</u>着一般用头摇着母亲的心窝哭："娘呀……娘呀……"（萧红《生死场》）

（3）静若瘫痪，动若<u>癫痫</u>，我们需要疯玩一把我们的人生了。（网络语料）

【暴泻】

中医行业指"急性腹泻"病证，如：

（1）老人、孕妇、小儿<u>暴泻</u>，急宜服之，立愈。忌酒、面、生冷、鱼腥、油腻。（《历代古方验案按》）

（2）淫于大肠，则<u>暴泻</u>如注。逆传于心，则烦燥颠狂，弄舌黑刺。移于小肠则溺膏溲血。（《历代古方验案按》）

（3）<u>暴泻</u>是指以突发脘痛、腹泻为主要表现的危急重证。（网络语料）

"暴泻"中的"暴"包含"强大而突然来的，又猛又急"的意义，

"泻"则表示"下落"等动作。这很容易引起人们的相似性联想，人们根据动作行为的相似性，用以表示"事物短时间内急速、大幅度下跌"等行为。如：

（1）股市指数暴泻。[《现代汉语词典》（第六版）第51页]

（2）美元狂升，东南亚币值全面暴泻，港股已在伦敦被恐慌性抛售，相信宝隆以致亚洲的霉运开始了。（梁凤仪《金融大风暴》）

（3）股市再度暴泻，社会动荡不安，使本港整个社会经济和广大港人遭受严重损害，打击我们工人的职业生活。（《人民日报》1993年3月）

②情态相似。行业语表示的某一性质、状态或某一特征容易引起人们的联想，通过隐喻机制发生泛化。

【心火】

中医指"人体的内热，五心烦热、咽干、口燥、口舌生疮"病证，如：

（1）则是消也消不掉的黄褐斑、此起彼伏的小痘痘要不了多久，就开始心火旺盛，肝旺克脾，脾虚造成肤色暗黄发灰。（南丘阳《从头到脚要美丽》）

（2）故用黄芩泻肺火，黄连泻心火，黄柏泻肾火，又用栀子令上焦之热邪委婉而下，三焦通治，药力颇峻。（《历代古方验案按》）

（3）心火：失眠多梦，心烦心悸，面赤口干，口舌生疮，小便短赤，苔红，脉数，可用清心火之方药加减治之。（吕万安《一看就懂的中医养生智慧》）

"心火"的症状多表现为"内心躁动"。于是人们根据相似性联想，形容人"内心激动或愤怒等情绪"，比如：

（1）他举着血红的眼睛，望了这一群人，心火一把一把地往上冒。（叶紫《丰收》）

（2）报刊上随处可见"一仪巨富、一掷千金"之类的当代神话，

把诸多国人的<u>心火</u>搅得热烧不已。(1994 年报刊精选/03)

(3) 啊!虔诚的忏悔,深刻的苦思,不泯的<u>心火</u>。[《读者》(合订本)]

③作用相似。行业语所代表的事物在本行业起到一定或主治或从属或正面或负面的作用。这种作用可以引起人们的相似性联想。

【秘方】

指不公开且有显著医疗效果的药方,如:

(1) 中医的秘方特别有趣,老百姓都有概念,说这个<u>秘方</u>往往是这个中医家族里边的最核心的机密,不告诉别人的。(《梁冬对话罗大伦》)

(2) 1992 年 11 月,几经周折找到陇南医院求医,经李子中运用<u>秘方</u>中西药配合施治,4 个月即痊愈。(1994 年报刊精选/01)

"秘方"是中医发展过程中遗留下来的一种宝贵文化遗产,它是治疗某种疾病的神秘或巧妙的方法。秘方既有"秘密"的特性,又有"奇特"的作用。人们根据"秘方"的这一作用进行相似性联想,用来表示"秘密而有效的办法",比如:

(1) 汁的口味因人而异,可以尝一下而定。白酒一定不能少,要高度的,这是速腌泡菜的<u>秘方</u>。(《菜谱集锦》)

(2) 某镇布厂亏损多年,镇领导要求企业去管理咨询机构寻讨"<u>秘方</u>",三番五次,企业硬是拖着不去。(1994 年报刊精选/10)

(3) 拿出一七八四年出版的一本书,那里边谈到制造首相的<u>秘方</u>:主要成分是虚伪、诈骗、腐败、撒谎。(当代/报刊/读书/vol－132)

【命门】

中医指右肾。宋张君房《云笈七签·诸家法化部》:"问:何谓肾间正气?答曰:右肾谓之命门,命门之气,动出其间。"[①] 再如:

---

① (宋)张君房:《云笈七签》卷五十六,蒋力生等校注,华夏出版社,1996,第 327 页。

（1）《本草纲目》中说，韭菜补肝及命门，治小便频数、遗尿等。（沈倩《生活健康密码》）

（2）舌质淡红而稍胖，苔薄白，脉虚弦而大。证属肾虚精亏，命门衰微，髓海匮乏。（《历代古方验案按》）

（3）左边心、肝、肾，右边脾、肺、命门。（《中国传统相声大全》）

"命门"是人体机能和生命的根源，作用十分重要。《八十一难经集解·三十六难》："其左者为肾，右者为命门。命门者，诸神精之所舍，原气之所系也，故男子以藏精，女子以系胞。"[①] 根据作用相似性，"命门"泛化后用来表示"最为关键的因素"，如：

（1）土地的作用虽不像出让使用权和开办开发区那样风风火火，但却越来越贴近了经济体制的命门。（《人民日报》1995 年 7 月）

（2）女重失利，主要输在心态上。而心态问题，又是女重多年来未能得到很好解决的命门。（新华社 2004 年 8 月新闻报道）

（3）尤其是在本届欧锦赛上，四大命门左右着卫冕冠军的前途。（新华社 2004 年 5 月新闻报道）

二　转喻

转喻（metonymy）不仅是一般的语言现象，更是人类一般的思维和行为方式。[②] 莱考夫和约翰逊认为它和隐喻一样，不仅构成了我们的态度、思想和行为，而且还构成了我们的语言。[③]

与喻体 A 和喻体 B 在两个相异的"域"（domain）不同，转喻的 A 与 B 两项之间的相互转化发生在同一个"域"之内。A 和 B 是一种替代关

---

① 郭霭春、郭洪图编《八十一难经集解》，天津科学技术出版社，1984，第78 页。
② 沈家煊：《转指和转喻》，《当代语言学》1999 年第 1 期。
③ Lakoff, G. & M. Johnson, *Metaphors We Live by*, Chicago：University of Chicago Press, 1980, pp. 35 – 40.

系，即用一个事物较为明显的特征来替代这个事物。① 本体和喻体的替代关系可以分为两大类：整体与部分的替代、整体的部分之间的替代。②

华佗为东汉末年著名的医学家，医术高超，尤其擅长外科，精于手术。其在中医界具有崇高地位，通过转喻，现泛指所有医德高尚的医生，比如：

（1）人们按中国习惯称他为"罗大夫""当代华佗""妇女救星"。陈毅将军赞扬他是"活着的白求恩"。（《人民日报》1993 年 2 月）

（2）只要肯花钱，通过各种手段，一个略通医术者不长时间就可能被捧成再生"华佗"，祖传名医。（新华社 2001 年 3 月新闻报道）

（3）蒙古有个骨科的名医，被当地人们称为"神医华佗"，名叫绰尔济。（李文澄《努尔哈赤》）

"华佗"一词，泛化前后都在中医"语域"内。泛化后用来指称医德高尚的医生。

再如"药罐子"，中医指熬制中药的罐子，多为陶器，其产生与中药文化息息相关。现在仍用于中医"语域"之内，但其义发生了变化，如：

（1）看到别人家红红火火地盖新房，素云也眼馋，可家里守着几只药罐子，要盖房比登天难。（1994 年报刊精选/05）

（2）可馨的母亲和爱宛的母亲曾经像亲姐妹一样地要好，可是爱宛的母亲是个"药罐子"，一生大部分的时间是在医院度过的。（张欣《爱又如何》）

（3）31 岁的徐永忠原先是家中的"药罐子"，自幼患糖尿病，后来发展到肾病、尿毒症，经常要注射胰岛素。（新华社 2002 年 3 月新闻报道）

"药罐子"泛化前后"语域"并没有发生变化，同在中医"语域"之

---

① 李瑛、文旭：《从"头"认知——转喻、隐喻与一词多义现象研究》，《外语教学》2006 年第 3 期。

② 董成如：《转喻的认知解释》，《解放军外国语学院学报》2004 年第 2 期。

内。根据实体之间的相近性，泛化后用来转指"病人"。

第三节　中医行业词汇语义的泛化

行业语泛化之后，与其他词语组合指称非本行业的事物，语义就发生了泛化。赵艳芳认为，伴随着社会的发展、历史的进步，新事物不断出现，人们借用现有的词汇系统来给新事物命名，就导致了词义范畴的扩大。① 武占坤等也认为行业语的转化往往伴随着语义的变化。② 因为在与其他词语组合的时候彼此接纳了不兼容的语义特征，所以会产生语义上的冲突，也就是逻辑学上所讲的"范畴错置"。比如"给国家经济号脉"，"国家经济"怎么会有脉呢？"号脉"与"经济"产生了语义冲突，而语义的泛化便可消除这一冲突。李文莉认为："语义冲突的消解实际上是由于语义的泛化。"③

另外，提到语义的泛化，人们会觉得它就是"词义的扩大"，本书不赞同这种观点。词义的扩大并不完全等同于语义的泛化。因为词义的扩大是稳固的，而行业语的泛化有时只是为了达到修辞上的效果，仅仅是临时性的扩大。比如说"色"，由原来专指"脸色"扩大为指"一切的色彩"，并且这个词义是固定的。行业语的泛化则不同。比如中医行业词"良药"，用在"企业发展的良药"这句话里面，只是临时性的修辞，"良药"的词义只是临时性扩大，并没有形成固定的词义。

在语义新特征获取的过程中，刘正光指出了三种途径：第一，中心意义基本不变，限定部分消失，概念内涵减少；第二，中心意义范围扩展，限定意义基本不变，概念外延扩大；第三，中心意义和限定意义都有所改变，两者的范围都扩展。④ 词义的泛化根据义素的变化有以下几种方式。

1. 中心义素不变，限定义素发生变化

【经络】

"经络"本为中医行业词，为经脉和络脉的总称。《现代汉语词典》

---

① 赵艳芳：《认知语言学概论》，上海外语教育出版社，2011，第121页。

② 武占坤、王勤：《现代汉语词汇概要》，内蒙古人民出版社，1983，第392页。

③ 李文莉：《隐喻的无意识性：语义泛化与意象图式》，《修辞学习》2003年第3期。

④ 刘正光：《语言非范畴化：语言范畴化理论的重要组成部分》，上海外语教育出版社，2006。

（第 7 版）："中医指人体内气血运行通路的主干和分支。"在语言使用过程中，其语义泛化后用于非中医行业，表示"主干或分支"义。比如：

（1）人类社会是以人的行为为主导——以社会体制为<u>经络</u>的人工生态系统，即是社会、经济、自然复合的生态系统。（《人民日报》1995 年 7 月）

（2）长篇新闻纪实作品《世纪洪水》以一九九八年中国人民的抗洪救灾行动为<u>经络</u>，既写真相，又写真情。（《人民日报》1998 年）

"经络"由用于中医行业泛化到普通领域后，中心义素未变，限定义素全部消失，指称范围变大。

①"经络"原语义特征：

［＋人体＋气血＋运行＋主干/分支］

②"经络"泛化后语义特征：

［＋主干/分支］

③原义与泛化义语义特征差异：

"经络"泛化之后，仅保留中心义素［＋主干/分支］，即从表示人体内气血的运行的主干或分支指称普通事物发展的主干和分支，限定义素全部消失，概念内涵有所减少，所指范围有所扩大。

【配伍】

中医领域指"把两种或两种以上的药物配合起来同时使用"，如"中药讲究配伍""中药配伍表"。泛化之后亦指把两种或两种以上的物品配合起来使用。

（1）史与论，绝不是<u>配伍</u>相杂或史为论做注脚，论为史行点化的关系。用马列主义研究历史，就是以唯物史观对历史做认真而实际的考察，自己得出一个个具体的，甚至是独到的结论。（/当代/报刊/读书/vol－065）

（2）天下，以"画"与"侠"<u>配伍</u>者，寡矣，我不记得还有谁这么称呼过，也许我见闻太少。（《市场报》1994 年 A）

（3）李嘉诚不仅从意大利亲自学到他国厂家生产塑胶花的工艺流

程，同时也把人家的调色技能、制模程序、花朵与枝叶的<u>配伍</u>组合，以及生产工艺的长处，都带回了自己的长江厂。（窦应泰《李嘉诚家族传》）

"配伍"由中医行业泛化到普通领域，中心义素未变，限定义素部分消失。

①"配伍"原语义特征：

［＋两种或以上＋药材＋配合］

②"配伍"泛化后语义特征：

［＋两种或以上＋物品＋配合］

③原义与泛化义语义特征差异：

"配伍"泛化之后，中心义素［＋配合］不变，［＋两种或以上］限定义素保留，而限定义素［＋药材］消失，即从仅表示中药的相配指称一般事物的相配。其限定义素部分消失，概念内涵有所减少，所指范围有所扩大。

2. 限定义素不变，中心义素发生变化

【治未病】

中医指提前采取相应的措施，预防疾病的发生。词义泛化之后表示提前采取相应的措施，以防某些问题、事件的发生。比如：

（1）多位专家表示，企业与技术的合作应采取前瞻性措施——"治未病"，而不是出了问题再找技术。（《南方日报》2014 年 4 月）

（2）在六合，"法律顾问"周玉柱只是免费法律服务团的一员，他们用法律专业知识为企业"治未病"。（网络语料）

（3）如何整体提升家长的教育水平，是"治未病"的关键，也是一个巨大的难点。（《中国教育报》2018 年 9 月）

"治未病"语义发生泛化后，限定义素未变，中心义素发生变化。

①"治未病"原语义特征：

［＋提前＋措施＋预防＋疾病］

②"治未病"泛化后语义特征：

［＋提前＋措施＋预防＋问题］

③原义与泛化义语义特征差异:

"治未病"泛化前后的限定义素皆为［＋提前＋措施＋预防］,而泛化后的中心义素则由［＋疾病］变成了［＋问题］。其限定义素未变,中心义素变化,所指范围扩大。

【秘方】

指秘传而不公开的药方。词义泛化后表示秘密而不公开的方法。比如:

（1）不过,最后总算恍然大悟:在证券市场上,其实根本就没有什么秘方!(《股市宝典》)

（2）她们坦率地说:"咽音"是意大利真传美声唱法的秘方,我们留学意大利多年也未能学到手。(1994年报刊精选/09)

（3）质量第一,这是普遍真理,象山二建公司又有什么"秘方"呢?(《人民日报》1994年第2季度)

以上各例中"秘方"的语义都已发生了变化,限定义素未变,中心义素发生变化。

①"秘方"原语义特征:

［＋秘传＋不公开＋药方］

②"秘方"泛化后语义特征:

［＋秘传＋不公开＋方法］

③原义与泛化义语义特征差异:

"秘方"泛化前后的限定义素都是［秘传＋不公开］,而泛化后的中心义素则由［＋药方］变成了［＋方法］。其限定义素未变,中心义素变化,所指范围扩大。

3. 限定义素和中心义素都发生变化

【麻痹】

指身体的某一器官发生神经系统的病变,由此引起肢体功能能力和感觉能力的丧失。现代汉语中"麻痹"的使用范围已超出了中医行业,比如:

（1）理岱听了，不以为然地说道："那不一定吧！白天也不能麻痹啊！"（李文澄《努尔哈赤》）

（2）四是有些地方多年无火灾，存在麻痹思想和侥幸心理，疏于防范。（1994年报刊精选/01）

（3）当前防汛工作要克服和防止麻痹思想和厌战情绪，再接再厉，严阵以待，继续做好迎战大洪水的准备。（《人民日报》1993年8月）

"麻痹"已由中医上所讲的身体某一机能功能丧失，扩大到思想意识方面的疏忽。"麻痹"泛化之前，机体功能的丧失是"被动"的，而泛化之后，"麻痹"更具"主动"的语义特征。与以上用例中"麻痹"的用法不同，"麻痹"泛化后还有另一种用法：

（1）燕王早就暗中练兵，准备谋反。为了麻痹建文帝，他假装发了精神病，成天胡言乱语。（《中华上下五千年》）

（2）自从人类进入阶级社会以来，剥削阶级总是利用宗教来愚弄和麻痹人民的反抗意志。（《中国儿童百科全书》）

以上两个例句中的"麻痹"表示"使别人疏忽"的意思。

"麻痹"之所以会有以上用法，是因为它的中心义素和限定义素的双重变化。

①"麻痹"的原语义特征：

［＋身体器官＋感觉能力＋运动能力＋客观性＋病变］

②"麻痹"泛化义的语义特征：

a. 表"思想疏忽"义的语义特征

［＋大脑＋思想意识＋主观＋疏忽］

b. 表"使别人疏忽"义的语义特征

［＋大脑＋思想意识＋主观＋使疏忽］

第一种泛化义和原义相比，"麻痹"原义中心义素为［＋病变］，限定义素为［＋身体器官＋感觉能力＋运动能力＋客观性］；而泛化义的中心义素变成了［＋疏忽］，限定义素则变为［＋大脑＋思想意识＋主观］。

第二种泛化义和原义相比，限定义素和中心语素分别变成了［＋大脑＋

思想意识＋主观］以及［＋使疏忽］。

"麻痹"语义泛化的路径可表示如下。

[+身体器官+感觉能力+运动能力+客观性+病变]

[+大脑+思想意识+主观+疏忽]　　　　[+大脑+思想意识+主观+使疏忽]
泛化义(1)　　　　　　　　　　泛化义(2)

【感冒】

本指外感风寒或时令不正之气所致的表证。"感冒"语义泛化后，产生了三种语义泛化，而最有趣的就是产生了两种完全相反的语义。

"感冒"语义泛化后，可表"反感、厌恶"义，如：

（1）虽然如此，但一直以来温州商人对资本市场却很感冒。整个温州拥有的上市公司数量还不如绍兴的一个镇。与其经济发展程度极不相称。（《今日早报》2007年8月19日）

（2）挑选的主要标准是身材较好，身体也较好，厂家代表称，只要顾客不感冒，这项活动就是成功的。（《扬子晚报》2007年1月15日）

（3）原来，小章的妻子最近在一部电视剧中扮演女主角，剧中有一段与男友"初恋"的戏。对此，小章颇感冒，竟提出不准妻子再上屏幕。（《新民晚报》1989年3月15日）

（4）班上有个很调皮的学生对英语很"感冒"，很讨厌上英语课，爱搞小动作。批评了几次，效果甚微。（《昭通日报》2008年4月5日）

以上用例，"感冒"皆为"反感、厌恶"义，由疾病义变成了对某事反感的心理状态。

"感冒"语义泛化后，还可表"热情、热衷"义。如：

（1）消费者景先生说："我对低价产品这个东西很'感冒'，一看价格低就走不动道儿了，我有很多东西都是减价时买的。"（《中国计算机报》2003年11月3日）

（2）今天的轮滑已经渗透到全国各地，作为街头文化的一种，随处可见，年轻一族对其尤为感冒。（《南方都市报》2008年1月12日）

（3）还是有很多漫迷对此非常感冒，COSPLAY 爱好者冰月就在现场看上了这样一套衣服，立即买下来穿在了身上。（《成都商报》2007 年 10 月 13 日）

（4）越来越多的人经常抱怨，"最近不怎么喜欢吃东西了，没什么滋味"，对一日三餐都不"感冒"。（《陕西日报》2007 年 8 月 25 日）

以上用例，"感冒"皆为"热情、热衷"义，表示对某事物感兴趣，有热情。

与原范畴义相比，泛化义的中心义素和限定义素都发生了变化。

①"感冒"的原语义特征：

［＋客观＋身体＋感染＋发烧＋头痛＋疾病］

②"感冒"泛化义的语义特征：

a. 表"反感、厌恶"义的语义特征

［＋主观＋心理＋感觉＋反感＋情态］

b. 表"热情、热衷"义的语义特征

［＋主观＋心理＋感觉＋热衷＋情态］

第一种泛化义和原义相比，中医所指"感冒"的中心义素由［＋疾病］变成了［＋情态］，限定义素由［＋客观＋身体＋感染＋发烧＋头痛］变成了［＋主观＋心理＋感觉＋反感］。

第二种泛化义和原义相比，中心义素和限定义素分别变成了［＋情态］及［＋主观＋心理＋感觉＋热衷］。

之所以会出现两种不同的泛化义，主要是在"隐喻"的认知下，A 和 B 建立联系的相似性不同。李佐文等认为："事物之间的相似性联系是隐喻的基础……两个事物的具体相似性是指二者共有的理化特点，如：形状、色泽、空间、时间、运动形式、状态、功能特点、结构特点、及其相互关系等。"[1] 第一种泛化义是取 A、B 两项"身体头痛、不适"与"心理反感、不悦"的相似性进行联系。因为感冒会让人产生不愉快的生理经验，而某个不愉快的事或人也会让人产生不舒服的感觉，所以"感冒"可

---

[1] 李佐文、刘长青：《论隐喻的相似性基础》，《河北大学学报》（哲学社会科学版）2003 年第 3 期。

以用来表示"反感、厌恶"。①

第二种泛化义建立在 A、B 两项"身体发烧、发热"与"热衷、狂热"的相似性基础之上。正如王建华所说,取人发烧之"热"义,从而引申到对其他事物的热爱或迷恋。②

对于第二种泛化义的引申,还有学者提出是建立在 A、B 两项"感染"与"感觉"的相似性基础之上的,比如李达仁等主编《汉语新词语词典》:"感冒:本指一种常见的病毒传染病。因该词有感字,常被人用作有好感或感兴趣的戏谑语。"③ 此可备为一说。本书认为与"身体发烧、发热"及"热衷、狂热"的相似性比起来,"感染"与"感觉"之间的相似性更弱一些。因为"身体发烧"与"狂热"是从具体到抽象,"感染"与"感觉"都相对抽象,而隐喻相似性的投射方向一般是从具体域到抽象域。④

"感冒"语义泛化后,还可表"出现故障、问题"义,比如:

(1) 中国打喷嚏,世界都要感冒。(《天津日报》2005 年 7 月 20 日)

(2) 全球经济感冒,湖北"洋打工"锐减。(《楚天都市报》2003 年 2 月 13 日)

(3) 过年关别让精神患"感冒"。(《北京晚报》2005 年 12 月 26 日)

(4) 昨日上午 10 点,上海科技馆整个 1 号楼被浓烟笼罩,由于一名机器人"感冒"(电器短路)"引发"了一场熊熊大火。(《文汇报》2005 年 11 月 1 日)

以上用例中,"感冒"皆为"出现某种故障、问题"义。其语义特征为:[＋主观/客观＋人/事物＋运行＋问题]。

综合以上分析,"感冒"语义泛化的路径可表示为:

---

① 许国萍:《空间"感冒""不感冒"》,《修辞学习》2005 年第 4 期。

② 王建华:《旧瓶装新酒——"发烧"用法分析》,《阅读与写作》2005 年第 5 期。

③ 李达仁等主编《汉语新词语词典》,商务印书馆,1993,第 137 页。

④ 马明:《隐喻相似性及其认知研究》,《东北大学学报》(社会科学版) 2005 年第 5 期。

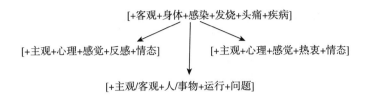

第四节 中医行业词汇语用的泛化

行业语的泛化，必然伴随着使用语境的变化，即突破原有的使用语境，而进入到新的语境之中。使用语境的变化是行业语泛化最初的表现。原本，行业语的使用都是在本行业这个语用空间进行的，但是随着语言内外因的共同作用，它们使用的语境不断扩大。所以，研究语用必须与语境结合起来。何自然认为，语用学主要研究在不同的语言环境或特定的社会情景中，如何理解和使用语言。① 但是研究语用，又不能仅仅研究语境，因为语境的变化，必然会带来语用效果的泛化。所以何自然说："语用学也讲究效果，在普通语用学中关于言语行为的章节里我们常常谈到奥斯汀的言语为三分说：以言指事以言行事和以言成事，其中的以言行事就是讲效果。"②

语用学研究的语境不仅仅是上下文语境，而且是更广泛的"语境"。陈平认为语境可分为三类：①文章内上下文的局部环境，仅限于与研究对象相连接的语句；②不限于文章内部的微观使用环境，它包括语句的目的、主题等小语境，也包括文章外部事件发生时的情景，比如时间、地点、交谈双方的关系等；③语言使用的宏观环境，这种语境包括的范围最广，文化和社会背景都属于这种语境。③ 中医行业词汇泛化后使用语境的变化，指的便是陈平所说的这三种语境。

本节主要从"使用语境的泛化"以及"语用效果的泛化"两个方面来探讨中医行业语的泛化。

---

① 何自然：《什么是语用学》，《外语教学与研究》1987 年第 4 期。
② 何自然：《语用学对修辞研究的启示》，《暨南学报》（哲学社会科学版）2000 年第 6 期。
③ 陈平：《现代语言学研究——理论·方法与事实》，重庆出版社，1991，第 64 ~ 65 页。

一　使用语境的泛化

语用泛化的内容首先体现为词语突破原有语境，进入到其他语境。莱考夫和约翰逊认为隐喻由两个域（domain）构成。一个是源域（source domain），可以被大家直观感受到，概念具体且结构明晰；另一个为目标域（target domain），其难以被大家直接感受到，概念抽象且结构模糊。而隐喻的实质就是源域向目标域的映射（mapping）。① 行业语的泛化就是在两个域之间的活动。何兆熊也认为："在众多的语用学定义中，有两个概念是十分基本的，一个是意义（meaning），另一个是语境（context）。"② 何自然认为："可以认为语境是语用学的重要研究范畴，因为语用学的任何论题都涉及语境。"③ 他们都认为语境是语用学的核心概念之一。

【放血】

中医指人体的某个部位用治疗器械，比如刀或针弄破之后，使血液流出，从而达到治疗疾病的目的。中医通过"放血"疗法可以治疗癫狂、头痛、发烧等病证。随着"放血"一词的泛化，其使用语境已经超出了中医行业，进入到多个语境之中。比如：

（1）吁请政府出来"托市"的有之，要求用行政手段把股市"管起来"的有之，甚至有人扬言，要让交易所的头头"放血"。（1994年报刊精选/02）

（2）但被"宰"的客人们放血也痛快，因为这里确实超乎寻常的服务水平满足了他们的胃口。（《人民日报》1993年4月）

（3）能狠心杀价的，自然口袋不亏，心肠软一点的，难免被人"放血"。（《市场报》1994年A）

（4）大放血、大派送，挤垮柜台；飞机撞楼，彩票翻飞，新闻频出，搞得纷纷扬扬。（1994年报刊精选/01）

（5）有人说我太吝啬，舍不得放血。不要说我没这个能力，就是

---

① Lakoff, G. & M. Johnson, *Metaphors We Live by*, Chicago: University of Chicago Press, 1980, p. 5.
② 何兆熊：《语用学概要》，上海外语教育出版社，1989，第12页。
③ 何自然：《我国近年来的语用学研究》，《现代外语》1994年第4期。

有这个能力，我也决不会放这个血。（1994 年报刊精选）

（6）这意味着，接下来几轮，应届生将有一个惨烈的"放血降价"过程。（网络语料）

"放血"泛化之后，使用语境发生了很大的变化。例（1）用在了股市领域，例（2）（3）（4）用在商业领域，例（5）用在了生活领域，例（6）则用在了民生领域。"放血"的跨域使用情况如图 3-2 所示。

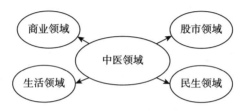

图 3-2 "放血"跨域使用情况

【把脉】

把脉指医生把手放在病人的动脉上，通过对脉象的观察，对疾病的内在变化进行了解的方法。其使用语境已大大超出了中医行业，扩展到多个领域。比如：

（1）为提高对较小范围的突发性灾害天气的监测、预报能力，福建在全国率先建设先进的中尺度灾害性天气预警系统，为灾害天气准确"把脉"。（新华社 2003 年 3 月新闻报道）

（2）诺贝尔经济学奖得主、"欧元之父"罗伯特·蒙代尔教授近日在沪为中国资本市场把脉。（新华社 2002 年 5 月新闻报道）

（3）清华大学城市规划设计研究院在内的 5 家知名规划设计单位，共同为广州未来城市经济发展方向"把脉"。（新华社 2001 年 6 月新闻报道）

（4）市政职工就像一个忙碌的医生，给城市的肌体"把脉、治病"，不断为老百姓创造一个良好的环境。（新华社 2001 年 10 月新闻报道）

（5）检疫人员必须弯着腰钻进低、矮、脏、臭的车厢里，为猪"把脉诊病"。（《人民日报》2000 年）

（6）（"两会"议政录）为"铁老大"<u>把脉</u>。（新华社 2001 年 3 月新闻报道）

（7）"五一"期间，有 100 多人请婚姻分析师为自己的婚姻"<u>把脉</u>"。（新华社 2004 年 5 月新闻报道）

（8）国际足联为中国男足<u>把脉</u>。（新华社 2003 年 12 月新闻报道）

（9）比较研究为高技术企业<u>把脉</u>。（《人民日报》1998 年）

（10）安徽代表团第五组审议报告时，特地把代表团里的几位农业专家请来，共同为农业"<u>把脉会诊</u>"。（《人民日报》1996 年 3 月）

"把脉"超出了原行业使用语境，进入到多个行业及领域，用来指称不同的事物。"把脉"在例（1）（9）跨入了科技领域，例（2）（3）跨入了经济领域，例（4）（7）跨入了社会领域，例（5）跨入了养殖领域，例（6）跨入了交通运输领域，例（8）跨入了体育领域，例（10）跨入了农业领域。如图 3-3 所示。

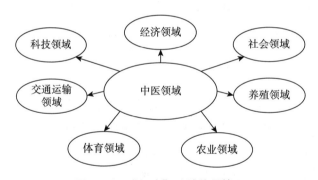

图 3-3　"把脉"跨域使用情况

"放血""把脉"跨入到其他领域之后，语境的具体变化首先是上下文语境，"放血""把脉"前后的语句发生了彻底的变化；其次，微观使用环境如谈话主题、目的等等也发生了变化；最后，宏观使用环境比如文化背景也发生了改变。"放血""把脉"由原来的"中医文化"语境，跨入到"社会发展""企业发展"等大的语境之下。

二　语用效果的泛化

语用泛化的内容还包括语用效果的泛化。行业语泛化前后的语用效果有着很大的差异。某行业中的一个普通的词语，泛化之后可以产生丰富的语用效果。黄家修等认为，语用效果和语言变异存在着十分密切的关系。要想产生一定的语用效果，比如"夸张"，往往要通过语言变异这种方法。语言变异之后，就可以从全新的角度去理解新的意义，包括言外之意。他又指出，语言的变异主要体现为词汇的变异，比如赋予一般词语新的含义等。这些词语在进入新的语境之后，往往能起到独特的修辞作用。①

行业语语用效果的泛化主要表现在本行业本没有任何修辞作用的行业语泛化到新的语境之后，能产生出多种语用效果。比如丰富表达，产生幽默诙谐、夸张、语气委婉等多种修辞效果，还有可能伴随着感情色彩变化，等等。

比如"上火"一词，在中医行业中使用时没有任何修辞作用和感情色彩，如"最近吃辣比较多，身体上火了"。但是当其泛化到其他领域之后，不但语义发生了泛化，而且也产生了多种语用效果。以下是使用"着急"和"上火"用例的对比：

（1）他还为足球比赛进球难感到着急，并在1996年建议球门应该扩宽20英寸，并将门梁升高10英寸。（新华社2004年4月新闻报道）

（2）"阿根廷"的球迷眼瞧罗马尼亚队门前一阵一阵地出热闹，就是不进球，别提多叫人上火。（《人民日报》1994年第3季度）

（3）对于改变贫困落后面貌不着急，不上火，缺乏紧迫感。（1994年报刊精选/06）

表达"对足球比赛着急"的意思时，例（1）选择了人们最为常用的"着急"一词，而例（2）选择了"上火"一词。例（2）比例（1）的语用效果更显生动、形象。例（3）中，前面用的是"着急"，后面用的是"上火"。这样使用的好处是既可以避免重复啰唆，又丰富了句子的表达形式。

再如"标本兼治"，中医领域指"医者在医治的过程中采取治标兼治本的手段"，本没有任何语用方面的效果，当其泛化到普通生活领域语境

---

① 黄家修、赵彦春：《论语言变异及其语用效果》，《现代汉语》1996年第4期。

之后，便产生了丰富的语用效果：

（1）反对恐怖主义要<u>标本兼治</u>，采取综合措施，其中解决发展问题、缩小南北差距、解决地区冲突十分重要。（中国政府白皮书/2002年中国的国防）

（2）惩治腐败，要作为一个系统工程来抓，<u>标本兼治</u>，综合治理，持之以恒。（1994年报刊精选/05）

（3）从根本上解决拖欠教师工资问题，必须<u>标本兼治</u>，抓紧建立一种能够保障教师工资发放的机制。（1994年报刊精选/03）

以上例句表达的是"对枝节和根本问题都要解决"，用"标本兼治"来替换"对枝节和根本问题都要解决"，言简意赅，丰富了语句表达。

再如"狗皮膏药"，本指中医外用的一种膏药。其语义泛化之后，产生了良好的语用效果：

（1）马慕韩看出朱延年是属于<u>狗皮膏药</u>性质那一类的人，一粘上就撕不下来。（周而复《上海的早晨》）

（2）外援罗德就像一块<u>狗皮膏药</u>一样粘在了刘玉栋身上，使这位"战神"鲜有出手机会。（新华社2003年4月新闻报道）

（3）宋墨要是能被一个眼神打退，也就不是宋墨了，发挥<u>狗皮膏药</u>的天分，继续往上贴。（《非诚勿扰》）

"狗皮膏药"在中医行业内部使用时没有任何的语用表达效果，而突破原有使用语境之后，增添了语用表达效果。用"狗皮膏药"的物理属性来表达"甩不掉"的特征，不但显得形象生动，而且不失幽默。

"狗皮膏药"的泛化还伴随着感情色彩的变化。"狗皮膏药"在中医行业中的感情色彩为中性，泛化之后明显带有贬义色彩。比如：

（1）她又来哪，这个不要脸的女人，像是<u>狗皮膏药</u>一样，死粘住不放。（周而复《上海的早晨》）

（2）为什么讲孙权盗墓先要说孙坚？这里有两个原因，一是因为

孙权能当上皇帝，是老子给奠的基；二是孙权粘上了盗墓者这块狗皮膏药，也是因为老子。（倪方六《中国人盗墓史》）

例（1）中"狗皮膏药"和"不要脸"同时使用，例（2）中"盗墓者"与"狗皮膏药"同时使用，都带有贬义色彩。

第五节　中医行业词汇泛化的价值

刘正光谈及"非范畴化时"时说："我们认为，名词发生语义与功能扩展的主要机制就是非范畴化。在非范畴化中名词失去指称意义和一定的范畴属性特征，由此造成的损失由语篇功能的增加来补偿。借用物理学中的一个术语叫'能量守恒'。功能转移可以从两个方面来考察：表义功能和句法功能。"[①] 不仅名词如此，其他词类发生"非范畴化"时同样遵循"能量守恒"定律，发生语义和语法功能的转移，在转移的过程中，增添了语言学价值。

一　语法功能增值

行业语的泛化往往伴随着语法功能的增值。"非范畴化"理论认为"非范畴化"的最终结果就是范畴发生转移，而范畴的转移使意义变得抽象和泛化，从而增加新的交际功能。[②] 张春新也认为："进入新领域的行业语因其语义和使用范围的增加带动了其语法功能的增值。"[③]

（一）搭配对象的扩大

行业语泛化之后，进入到其他领域，最明显的特征就是搭配对象的扩大。本来只与本行业内的词语搭配，经过词义的扩大和语用的延伸之后，形成了新的语义场，可以和其他语域中的词语搭配。

"良方"，中医指"疗效好的药方"，比如说"治病良方"。泛化后，

---

① 刘正光：《语言非范畴化：语言范畴化理论的重要组成部分》，上海外语教育出版社，2006，第148页。
② 刘润清、刘正光：《名词非范畴化的特征》，《语言教学与研究》2004年第3期。
③ 张春新：《语言中术语的非术语化现象》，《外语学刊》2010年第6期。

可搭配的对象大量增加，比如"发展良方""社会良方""学习良方""减肥良方""救市良方""比赛良方"等等。

"命脉"，中医指"生命和血脉"。泛化后，可搭配的定语变得十分丰富。比如"经济发展命脉""农业发展命脉""文化命脉""环境保护命脉""交通命脉""国家命脉""民族命脉"等等。

"脉搏"，中医指"可触摸到的动脉搏动"。泛化后，与之搭配的对象增多，如："时代脉搏""经济脉搏""发展脉搏""汽车行业脉搏"等等。

"药方"，中医指"医生治病所开的方剂"。泛化后，与之搭配的对象增多，形成了"解救金融危机的药方""改变命运的药方""救国药方""心灵药方"等等。

"经络"，中医指"人体内气血运行的主要通道"。泛化后可形成"市场经络""城市经络""交通经络""珠三角经络"等搭配。

"虚脱"，中医指"因大量失血、失水等原因而造成心脏和血液循环衰竭、生命垂危的现象"。泛化之后，可搭配的对象已不再局限于"人体"，形成了"城市虚脱症""楼市发展虚脱""资金补给虚脱""预测和构想虚脱""精神虚脱"等等。

"痼疾"，中医领域指"积久难治的病"，泛化后可形成"企业的痼疾""社会的痼疾""责任不清痼疾""经济发展痼疾""民办大学的痼疾"等搭配。

（二）丰富词法或句法功能

有一些泛化的行业语，进入到其他领域组词成句的时候，词法或句法功能发生改变，如：词内部结构的改变，由不及物动词变成及物动词，可以重叠，等等。

比如上文提及的"把脉"一词，本是中医领域的一种诊疗方法，表示"医生把手放在病人腕部的桡动脉上，根据脉搏的变化来诊断病情"，经常作谓语，为不及物动词，在中医行业内一般不带宾语。而泛化到其他领域之后，"把脉"不仅可以作谓语，而且变成了及物动词，可以带宾语，如：

（1）专家<u>把脉</u>中国中小民营企业融资难。（新华社 2003 年 11 月新闻报道）

（2）中国专家首次"<u>把脉</u>"高海拔地区生态建设新问题。（新华

社 2004 年 10 月新闻报道）

（3）不仅是因为它们可以把脉中东问题并开出药方，更因为这"四方"拥有足够实力影响中东冲突的有关各方。（新华社 2004 年 5 月新闻报道）

"把脉"泛化之后可以带"融资难""中东问题"等宾语，丰富了句法功能。

再比如"针砭"，本指由砭石制成的石针，亦谓针灸治病。在中医领域，"针砭"可用作名词或动词。用作动词时不能带宾语，为不及物动词，不能说"针砭病人""针砭膻中穴"等。而泛化到其他领域之后，"针砭"由不及物动词变成了及物动词，丰富了句法功能。如：

（1）通过一个"暴发户"发财之后的种种表现，针砭当今的社会现象，具讽刺性又不失幽默。（新华社 2004 年 2 月新闻报道）

（2）它们收入了作者多年来创作的针砭时弊、结合时事的漫画精品和代表作。（《人民日报》1998 年）

（3）北京电影学院青影厂和海南喜剧影视公司紧贴现实生活，以喜剧的形式针砭这一陋习，拍成了新片《孝子贤孙伺候着》。（《人民日报》1994 年第 2 季度）

二　产生新词新语

张显成认为："语素渗透而产生出新词……医学用语产生的规律，及其'回'到全民用语中的演变形式，进一步证明了汉语新词产生的规律。……医学用语产生以后，其中有不少渗透进全民用语中，丰富了汉语的词汇，增强了语言的表现力。"[①] 李玉晶在研究戏曲行业语时发现，许多戏曲行业语的构词成分产生泛化用法后，经常和其他语素结合，变成类词缀，产生新词语。他认为这一现象应该不仅仅局限于戏曲行业内，其他行业内也同

---

① 张显成：《先秦两汉医学用语汇释》，巴蜀书社，2002，第 43～59 页。

样存在着这样的语言现象。① 本节尝试找出中医行业词汇泛化后作为造词成分的语言事实，并对这一事实进行充分的描写。

（一）泛化成为类词缀

吕叔湘首先明确了类词缀的概念，他认为语言中存在与前缀、后缀相似，但和它们又完全不同的类词缀。② 此后，类词缀的研究一直备受关注。王洪君等认为类词缀词义的虚和实介于词根和词缀之间，也就是说它既不像词根那么实在，也不像真词缀那么虚化。③ 关于类词缀如何界定，各位学者也制定了相应的标准。马庆株从三个方面对类词缀进行界定：①从意义上来说，准词缀的词义是抽象的或者实在的，而真词缀的意义比较虚化，并且词典会把它当作单独的词条列出来；②从语音上来说，准后缀一般不读为轻声，而真后缀一般读为轻声；③从构词上来说，准词缀相对来说是不成词语素，只在最基本的义项上成词，而真词缀是绝对不成词语素，或者为成词语素。④ 张小平提出了"构词类化性""非独立成词性""词汇意义大部分虚化性""构词定位性"等判断标准。⑤ 沈光浩认为："就我们目前所掌握的资料来看，至少有以下三部辞书都已经明确收录了'类词缀'的术语，从这些辞书对'类词缀'的释义可以看出，意义有所虚化（半实半虚）是它们强调的共同点。"⑥

中医行业词汇通过"语素渗透"泛化到一般领域，在渗透过程中，伴随着语素义的虚化。

比如"症"，本为中医行业用语，在古代汉语、现代汉语里都可表"病象，症候"义。古代汉语用例如：

（1）荔枝核性太热，补阴，人有阴症寒疾者，取七枚煎汤饮之，汗出便差。亦治疝气。（明 谢肇淛《五杂俎·物部三》卷十一）

① 李玉晶：《戏源词汇研究》，华中师范大学博士学位论文，2015，第177页。
② 吕叔湘：《汉语语法分析问题》，商务印书馆，1979，第48页。
③ 王洪君、富丽：《试论现代的类词缀》，《语言科学》2005年第5期。
④ 马庆株：《现代汉语词缀的性质、范围和分类》，《中国语言学报》1995年第6期。
⑤ 张小平：《当代汉语类词缀辨析》，《宁夏大学学报》（人文社会科学版）2003年第5期。
⑥ 沈光浩：《现代汉语类词缀的界定标准与范围》，《河北师范大学学报》（哲学社会科学版）2011年第3期。

（2）要好时直等的见他时，也只为这症候因他上得。（郑德辉《倩女幽魂》第三折）

现代汉语用例如：

（3）母亲说，"今天我从报纸上看到一个报道，是一个身患绝症的博士生的征婚事迹。（陈染《私人生活》）

（4）长期的压抑发展成了抑郁症，皇太子鲁道夫因婚姻失意自杀，更对她构成了致命一击。（《人民日报》1998年）

随着中医行业词汇的发展，在现代汉语里，以语素"症"为基础，组合而成的"X症"词语越来越多。这些词语大致可以分为两类。

第一类：疾病类。这一类词语主要是各种疾病的名称，其中"症"的语素义为"症"的原始义，表示"某种疾病显露出来的症状"。比如："精神分裂症""老年痴呆症""高血糖症""高血压症""焦虑症""抑郁症""自闭症"。

第二类：状态类。这一类词语多表现为人在面对某种情况时呈现出的某种心理状态。其中"症"的语素义已经不是原始义，开始虚化为半实半虚的词，成为类词缀。比如："乡愁综合症""节后综合症""拖延症""嗜睡症""人生匆忙症""尴尬症""自动扶梯恐惧症""楼梯恐惧症""车辆恐惧症""务虚症""投资旱渴症"。

第二类中语素"症"表示的疾病程度和第一类相比大大降低，或者说它表示的并非一种疾病，而只是一种情绪状况。比如"乡愁综合症"，指的是思乡心切的心情。于是，中医领域内的词语"症"的意义就发生了虚化。这种意义的虚化是通过行业语词义的泛化产生的，泛化的机制为隐喻。中医领域的"症"含有［＋疾病］义素，类词缀"症"包含［＋情绪异常］义素，根据"情态相似"发生了意义的泛化，产生了虚化义。但是"症"的语素义还没完全丧失，只是和原义相比，其"病症"义发生了虚化。

"症"除了意义虚化之外，还有类词缀的其他特征。"症"的能产性很强，通过类推可以产生庞大的"X症"语族。"症"还有类化的功能，无论是名词性词语还是形容词性词语，在与"症"结合之后，都具备了名词性特征。另外，"症"所处的位置也比较固定，一般处在词的结尾。这些都说明，"症"是一个类词缀。

再比如"剂"，作名词时表示"配合而成的药"。随着中医行业词汇的发展，"剂"的使用范围突破了中医行业，以"剂"为语素组成"X剂"语族。这些词语也可以分为两类。

第一类：药物类。这一类词语表示各种药物的名称，其中"剂"的语素义为药物，比如："汤剂""利尿剂""散剂""消毒剂""丸剂""慢化剂""诱饵剂""粉剂""杀虫剂"等。

第二类：性能类。这一类词语多表现为事物具有的性质和功能。其中"剂"的语素义已经不是原始义，开始虚化为半实半虚的词，成为类词缀。比如："强心剂""安慰剂""制冷剂""黏合剂""抗爆剂""减速剂""甜味剂"。

第一类语族中的"剂"都为"药物"义。第二类语族中的"剂"泛化成了"性能"义。值得注意的是"强心剂"一词，它本指"能增强心肌收缩功能的药物"，其中"剂"的语素义为"药物"，但是泛化到其他领域之后，"剂"的语素义发生了变化，表"性能"。比如：

（1）公开同意工程师"炒更"，大大缓解了乡镇企业科技人员缺乏的状况，为广东乡镇企业的腾飞注入一支强心<u>剂</u>。（1994年报刊精选/06）

（2）企业破产是市场经济发展的必然产物，是增强企业自我约束、自主经营、自我发展的一针"强心<u>剂</u>"。（1994年报刊精选/10）

例（1）（2）中的"剂"义为"鼓励、激励人的方法或事物"，已经看不出其"药物"的意义。"剂"的意思发生了虚化。"剂"的原"范畴"特征丧失，发生"非范畴化"后成为"类词缀"，比如："稳定剂""调节剂""清醒剂""净化剂""润滑剂"等。

（二）作为词根，成为构词成分

梁永红认为有的行业语本身泛化用法比较少，比如"绿灯"，但是

"绿灯"与"开"组合而成的固定短语使用却非常频繁。比如"为你开绿灯""为爱心开绿灯"等等。①

再比如"处方",其本身的泛化用法使用频率并不高,但是由其构成的"开处方"的泛化用法使用频率却很高。比如:

(1) 世行等组织为非洲振兴开处方。(《人民日报》2000 年)

(2) 给重复引进"开处方"。(《人民日报》1998 年)

另外,"开"与"处方"还有各种离散性用法,其基本格式为"开……处方"。

(1) 当然,电视剧并非社会学论文,它不可能在艺术审视中给自己触及到的社会问题,开出一帖帖解决的处方。(《人民日报》1998 年)

(2) 专家们根据箬横的土壤、气候等因素,给彭友达开了一张"处方"。(新华社 2001 年 5 月新闻报道)

三 提升表达效果

行业语泛化之后,还能提升表达效果,因为我们在理解隐喻的过程中,总会感受到一些新意。② 丁耶诺夫认为:"行业学科,各有专门,遂各具词汇,词汇亦各赋颜色(lexical colouration)。其字处本行业词汇中,如白沙在泥,素丝入染,厕众混同;而偶置他业词汇,则分明夺目,如丛绿点红,雪枝立鹊。"③ 在日常言语交际或各种传播领域中,人们时常把不同社会群体、学科、行业等的专门词语用到一般语境之中。此时虽然这些专门词语的意义发生了变化,但是仍保留有原语义特征,在语义的碰撞中,人们会产生一定的新鲜感。比如赵霞发现行业语用在新闻标题中,往往会产生新颖形象、简洁鲜明的效果。④ 另外,作为行业语泛化机制的"隐喻"

---

① 梁永红:《交通运输类行业语泛化分析》,《通化师范学院学报》2015 年第 1 期。

② 林书武:《国外隐喻研究综述》,《外语教学与研究》1997 年第 1 期。

③ 转引自钱锺书《谈艺录》,上海古籍出版社,2006,第 213 页。

④ 赵霞:《新闻标题中行业语的修辞作用》,《修辞学习》1999 年第 4 期。

和"转喻",本身也是一种修辞格。行业语泛化后,自带修辞作用。

中医行业词汇泛化后可产生形象生动、新颖活泼、含蓄蕴藉、简洁凝练、诙谐幽默等修辞效果。

（一）形象生动

行业语的意义单一、无歧义,但是其泛化运用于其他领域之后,与新领域内的对象产生语义冲突,从而获得生动活泼、形象具体的语用效果,如:

（1）十年前的夏天,武汉热得像只拔火罐。（《人民日报》1995年6月）

（2）宁远位置的重要,是说它正处在辽西走廊的中间。守住它,也就扼住了这条走廊的咽喉。（李文澄《努尔哈赤》）

（3）似乎使得会计师事务所更容易为了利益出卖自己的独立性和公正性。因为即使失手被擒,也不一定会有伤筋动骨的影响。（当代/CWAC/CAB0120）

以上三个用例,通过中医行业词汇的泛化,用立体的事物来表达平面或抽象的事物,增强了视觉效果,显得形象生动。

（二）新颖活泼

中医行业词汇突破原有领域运用到其他领域之后,产生"陌生化"效果,让人感觉新颖独特、耳目一新,如:

（1）这里面的原因从表面上看来,或许我们可以理解为他本身就对招安很感冒。（《无厘头水浒故事:完全强盗手册》）

（2）给自己的心灵来一次彻底的按摩吧,让自己放松心情,使自己解脱。（郝强编《做自己心灵的按摩师》）

（3）不难看出,部门之间争利扯皮,是贯彻《条例》配套规章难产的症结所在,也反映出一些部门唯恐丧失原有权力的心理。（《人民日报》1993年5月）

以上三例，分别以"感冒"代替"很感兴趣"、"按摩"代替"放松"、"难产"代替"难以制定"、"症结"代替"问题"。与"很感兴趣""放松""难以制定""问题"等词语比起来，前者显得活泼、新颖。

除了语用上的新颖外，"新"还体现在运用行业语来描述新生的事物，富有时代气息，如：

（1）《中风的股市》：为何起这样衰的题目，其实今年是中风多年的股市的继续。（网络语料）

（2）一名把脉高铁"中枢神经"的女专家，了解高铁安全运行的背后故事。（网络语料）

（3）共享单车经历成长阵痛，共享经济能否再火一把。（网络语料）

"股市""高铁""共享单车"等都是新时代的产物，与人们的生活密切相关。使用"中风""把脉""阵痛"与新生事物搭配，富有时代气息，有鲜明的时代色彩。

（三）含蓄蕴藉

语言使用者在表达思想或描绘事物时，并不直接说出来，而是借用行业语，把所要表达的意思表达出来，在修辞上起到了委婉、含蓄的效果，如：

（1）我一准知道他今晚有节目，我们住同院都摸着规律了，只要他晚上不开灯，那就是拔火罐呢。（当代/文学/大陆作家/王朔）

（2）老郭又扯了一大堆的传统笑话……然后就说到了鹿茸、虫草、人参这些药材上的奢侈，最后加了一个药叫益母草膏来泻火。（网络语料）

以上例句通过与"拔火罐"动作相似、与"泻火"效果相似等认知心理来表达房中之事，显得含蓄蕴藉。

（四）简洁凝练

现代汉语普通词语有限，新事物或现象层出不穷，于是语言系统中就会产生许多"空符号"。"空符号"有时可以用一个句子表达，但是不够简洁。有时行业语中恰巧存在一个能表达新事物的词语，于是它就会突破常规，泛化到新的领域当中，既可准确描述事实，又显得简洁凝练，如：

（1）韩国的李哲承、柳承敏抓住了孔令辉、马琳配合不熟练的弱点，击中了他俩的"死穴"。（新华社 2002 年 10 月新闻报道）

（2）楚怀王只好忍气吞声地向秦国求和，楚国从此大伤元气。（《中华上下五千年》）

（3）"一剂良方"使庄园陈列馆领导顿时清醒。（1994 年报刊精选/04）

用"死穴""元气""良方"分别代替"致命的弱点""社会发展的内在力""好的策略"，显得凝练简洁。

（五）诙谐幽默

中医词语的泛化还能达到诙谐幽默的效果。比如"便秘"表示排便次数减少，同时排便困难、粪便干结。现比喻某人做事拖沓、不利索，如：

（1）他们的讲话给人一种便秘的感觉，难过得不得了。（《李敖对话录》）

（2）我是内火攻心，有些急躁甚至暴躁。用我自己的玩笑说，最近是我的"肝阳上亢"期。（网络语料）

（3）小伙子，你这症状是月经不调啊。（网络语料）

幽默语言的形成依赖于语法、词汇及修辞技巧的运用。夸张、比喻等技巧的运用，都能产生诙谐幽默的语用效果。[1] 上述例句运用比喻的手法，显得十分幽默。

四　填补概念空缺

随着社会的发展，新事物不断涌现，此时就需要新的概念来指代这些

---

① 王金玲：《论幽默语言的特征与技巧》，《外语学刊》2002 年第 3 期。

新事物。但是因为语言系统的不自足性，"能指"和"所指"并非一对一的关系，概念和事物有时是不对等的。人们能做的就是去填补概念空缺。在此情况下，海涅（Heine）、克劳迪（Claudi）和许内迈尔（Hünnemeyer）认为一般有5种方法：①创造新的语言符号；②发明象征性的表达式；③从方言或其他语言中引用；④从自有的词汇或语法形式中发展新的表达式；⑤通过隐喻、转喻等方法，扩展原始表达形式的用途，用来表达新的概念。①

　　①②在填补概念空缺时，一般不用；而③④⑤是借用现有的语言结构和形式，并不用创造新的符号，比较经济便捷，用得较多。②

　　中医行业词汇的泛化属于第5种方法。这种方法和前两种相比，具有更大的优越性，因为它既能在不增加新词形的前提下产生新的意义，又能准确地反映客观事物。行业语词义泛化就是在词义引申的基础上形成大量的比喻义和引申义，从而用来指称新事物、新概念。通过这种方式产生的新词语既填补了词汇系统的空缺，又有形象、丰富、简练、幽默等语用特点。

　　比如"瘫痪"，中医指由于神经机能受损，身体的一部分完全或不完全地丧失运动能力，泛化之后可用于其他领域，如：

　　　　（1）病毒会对网络性能有一定影响，尤其局域网可能造成网络瘫痪。（新华社2004年5月新闻报道）
　　　　（2）中国未来的走向，极有可能由经济走向决定，一旦房市的泡沫破灭了，随即股市会瘫痪。（网络语料）

　　"网络""股市"都是近些年才出现的新事物，它们的出现必然要求从语言词汇系统中寻找一个合适的词来概括"事物不能正常运行"这个特点。而中医行业词"瘫痪"恰巧能形象、准确地反映这一特点，于是其通过隐喻泛化进入网络及股市领域，填补了新事物刚产生时的概念空缺。

　　再如"发烧"，中医指因病而体温升高。泛化之后可运用于新兴领域：

① Heine, B., Claudi, U. & F. Hünnemeyer, *Grammaticalization：A Conceptual Framework*, Chicago：University of Chicago Press, 1991, p. 27.

② 刘正光：《语言非范畴化：语言范畴化理论的重要组成部分》，上海外语教育出版社，2006，第2页。

（1）"追星"与"发烧"在当今趋崇明星的社会文化群体中，有相同之处又不尽相同。（《人民日报》1993年11月）

（2）昆明贵阳：楼市发烧背后。（网络语料）

中医行业词"发烧"泛化后，有效地填补了"狂热的追星行为""楼市不健康"等概念空缺。

当然，新事物出现所产生的概念空缺不仅仅借用中医行业词汇的概念来弥补，各种行业语都有可能是被选择的对象。比如"碰瓷"一词：

（1）有了行车记录仪，再也不怕"碰瓷"。（网络语料）

（2）车头安装强力磁铁，上坡时与前车接触，让对方吸上去，为避免碰瓷嫌疑，磁铁可用蚕丝被包裹。（当代/相声小品/郭德纲相声集）

"碰瓷"指一些不法分子故意和机动车辆相撞以骗取赔偿这种新的社会现象，在普通词汇系统中找不出一个特别贴切的词来形容这种现象。如果用"敲诈""勒索"等词，并不能表达出"碰"的特点。如果使用现有语素造一个新词，又不太符合语言的经济性原则。于是，借用古玩行业语"碰瓷"来形容这种新的现象。"碰瓷"和新出现的这种现象有着高度的相似性。比如：都是主动用身体去"碰"，目的都是敲诈钱财。通过隐喻泛化机制，"碰瓷"发生了语义的泛化，填补了概念空缺。

概念的空缺不仅仅存在于新事物、新现象当中，旧事物中也存在概念空缺。比如在家庭教育这一领域，对于父母角色的分工，一直没有合适的词来形容"充当严厉或令人讨厌的角色"和"充当和蔼或让人觉得亲切的角色"，于是人们就借用戏曲行业语"白脸""红脸"来填补这两个概念的空缺。

（1）在家里，你扮演白脸，我就得扮演红脸，有张有弛，才能让孩子接受得了。（《从普通女孩到银行家》）

可见，借用行业语填补概念空缺是一种重要的途径。

第六节　中医行业词汇泛化的鉴定

因为行业语的泛化发生在不同的领域之内，伴随着语义、语用的变化，其词性及句法功能有可能发生变化，所以判断不同领域的两个同形的词内部是否存在泛化关系就变得十分困难。比如，周媛曾对行业语"剑指"分析后得出表"指向某个事物"的"剑指"是舞蹈行业语"剑指"的泛化用法的结论①，就为一个误判。所以制定一个可靠的标准来鉴定行业语的泛化就显得十分必要。

一　行业语泛化的基本图式

行业语的泛化有三个模块的参与：①原始域行业语；②泛化到目标域的行业语；③泛化义。为了表述方便，原始域行业语用 A 来代替，泛化后的目标域行业语用 A'代替，泛化义用 B 代替。A 与 A'的关系是 A 向 A'的泛化，A'与 B 之间为形式和意义的关系，A 与 B 则指 B 通过何种方式与 A 产生联系。如图 3-4 所示。

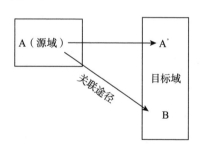

图 3-4　行业语泛化图示

二　意义关联

要判断 A 与 A'是否存在泛化关系，首先看 A 与 B 之间在意义上是否有联系。如果 A 与 B 之间意义有联系，那么 A'便是 A 泛化的结果，反之则不是。

---

① 周媛：《由"收官"说开去》，《九江学院学报》（社会科学版）2014 年第 3 期。

比如"药引子",为"中药药剂中另加的一些药物,能提高药剂的效力"。它的作用是帮助药剂提高药力,从而达到最佳效果。比如:

(1)王忠神秘兮兮告诉我他的药一吃准灵,不过药引子不太好配。(马兰《桂圆干》)

(2)这里的人们将成熟后的枣子采摘下来珍藏,四方乡邻也常来此求索作为药引子医治疾病。(新华社 2003 年 10 月新闻报道)

(3)药是好啊,要是有"药引子"配着一齐吃,岂不更妙?(李佩甫《羊的门》)

"药引子"还经常用在非中医领域,用以表示"触发事物发展的积极因素",比如:

(1)财政和水利部门拿出少量资金,作为贷款的贴息。这适当减轻了群众负担,更重要的是起到"药引子"作用。(《人民日报》1995年8月)

(2)字在这里,就把这 1000 万元给你们做药引子,以表国务院一点心意,希望你们成功。(1994 年报刊精选/12)

中医领域内的"药引子"和非中医领域内的"药引子"是否存在"泛化"关系?

判断的标准就是 A 与 B 之间是否存在意义上的联系。而意义上是否存在联系,主要的分析方法有"义素分析法"。义素是语义单位的构成元素,它是对词的语义特征进行分析后得到的最小语义单位。张博认为,义素分析法可以有效地区分多义词与同音同形词。而判断同音同形词最直接的方法就是看同音同形词的意义之间有无共同的语义成分。如果义素有联系,则为同一个词语;如果义素没有联系,则为同形词。①

①中医领域"药引子"义素分析为:

---

① 张博:《现代汉语同形同音词与多义词的区分原则和方法》,《语言教学与研究》2004 年第 4 期。

［－主要药材＋辅助＋增强药效］

②非中医领域"药引子"义素分析为：

［－主要因素＋辅助＋事物发展］

通过对"药引子"义素的分析可知，它们之间有共同的语义成分［－主要＋辅助］。由此判断，出现在不同"语域"的"药引子"存在泛化关系。

可以用此方法鉴定一下上文提及的舞蹈行业语"剑指"。《现代行业语词典》："'剑指'，舞蹈术语。食指与中指并紧伸直，其余3指均弯曲，拇指与无名指尖相贴。"①

（1）剑指的配合练习也是剑舞基本功的重要一环，剑指的作用主要在于助剑发力，增大主动与随动的力量。（张军《中国古典舞剑舞教程》）

（2）这玉箫剑法与弹指功夫均以攻敌穴道为主，剑指相配，精微奥妙。（金庸《神雕侠侣》）

"剑指"还可用于非舞蹈领域，表示"主动积极指向某个问题或事物"。

（1）抓"两头带中间"剑指北京奥运。（新华社2004年12月新闻报道》

（2）举重队到郊外放松登高望远剑指雅典。（新华社2004年7月新闻报道）

（3）工商部门剑指"潜规则"和民生案件。（《宁波日报》2013年）

①舞蹈行业语"剑指"义素分析为：

［＋手势＋剑形＋动作］

②非舞蹈行业的"剑指"义素分析为：

［＋主动＋指向＋挑战/打败＋事物/问题］

通过对"剑指"义素的分析可知，它们两者之间没有任何共同的语素，缺少共同的语义特征。它们为同音同形词，并不存在泛化关系。这和

---

①　黄瑞琦主编《现代行业语词典》，南海出版公司，2000，第640页。

李润生的观点一致，他认为非舞蹈术语"剑指"和舞蹈术语"剑指"为同音同形词，它们在意义上并无联系。他认为非舞蹈术语"剑指"为2000年前后产生的一个新词语。①

再如"标本"一词，中医行业指疾病的外在表现及其根本性质。《重广补注黄帝内经素问·标本病传论》："病发而有余，本而标之，先治其本，后治其标。"② 在现代汉语中，"标本"一词还有其他用法，比如：

（1）反腐败要<u>标本</u>兼治，最根本的要靠教育，但更要靠法制。（1994年报刊精选/05）

（2）打击的力度不够，<u>标本</u>不能兼治，对假产品除当众销毁以外，对制售假者制裁不严。（《人民日报》1994年第4季度）

（3）玻璃容器上的乌黑油亮的标签，表明了制做这些<u>标本</u>的年代。（1994年报刊精选/08）

（4）根据本方案提供的景观及所在地背景、设计图与解说词，通过一个熟悉制作地质<u>标本</u>或园林山水的建筑队，就可以付诸实施。（1994年报刊精选/09）

例（1）（2）中的"标本"表示"问题的表面及本质"义，而例（3）（4）中的"标本"表示"保持实物原样，供学习、参考用的动、植、矿物"。它们和中医行业词"标本"是否有泛化关系呢？

①中医行业词"标本"义素分析为：

［＋疾病＋表面＋根本］

②例（1）（2）中"标本"义素分析为：

［＋问题＋表面＋根本］

③例（3）（4）中"标本"义素分析为：

［＋实物＋原样＋学习］

例（1）（2）中"标本"与中医行业词"标本"有共同的语义特征

---

① 李润生：《新词语的词义分析与验证——以新词语"剑指"为例》，《修辞学习》2009年第3期。

② （唐）王冰注《重广补注黄帝内经素问》卷十八，中医古籍出版社，2017，第313页。

［＋表面＋根本］，它们之间存在泛化关系；而例（3）（4）中"标本"与中医行业词"标本"没有共同的语义特征，它们之间不存在泛化关系。

其实，例（3）（4）中的"标本"是一个来源于日语的外来词。① 这两例中的"标本"和中医行业词"标本"为同音同形词。

三 声音关联

判断 A 与 A'是否存在泛化关系，意义不是唯一的标准。如果 A 与 B 之间不存在意义上的联系，但是 A 和 B 在语音上相似，那么 A 与 A'之间也存在泛化关系。

比如"气管炎"，本指因细菌或病毒感染而引起气管黏膜发炎。

（1）这种毒物，刺激到中枢神经，最为厉害，有时引起气管炎或气管支炎等病，便有生命的危险。（北航《化学战争的一角》）

（2）现临床上用于治疗肺脓疡、肺炎、急慢性支气管炎、支气管扩张合并感染、百日咳等属于肺热者。（《历代古方验案按》）

因"气管炎"刚好和男人怕老婆——"妻管严"谐音，于是人们就通过谐音，用其指称"怕老婆"，如：

（1）我之所以对妻子很顺从、不在乎人家说什么"气管炎"。（宁子《有爱，就别抱怨》）

通过分析可知，"气管炎"和"妻管严"在意义上没有任何联系，唯一有联系的就是二者之间有谐音关系。于是，语言使用者就通过谐音的方式用"气管炎"来代替"妻管严"，二者之间存在泛化关系。

意义和谐音关联是鉴定两个词之间是否有泛化关系的重要方法。因为词语的泛化可以带来语法的增值，所以不能根据词性、词的内部结构、语法功能等因素来判定是否存在泛化关系。

---

① 刘正埮等编《汉语外来词词典》，上海辞书出版社，1984，第45页。

第四章
中医行业词汇文化内涵探析

语言诸要素中，词汇系统较为复杂。《现代汉语词典》（第 7 版）单是现代汉语通用词语就收录了 69400 余条，谢观主编《中国医学大辞典》（现名《中医大辞典》）收录词目达 7 万余条，李经纬、邓铁涛等主编的《中医大辞典》收词也有 4 万余条。陈增岳认为传统文化是中医词汇研究的最终归宿，医药词汇是传统文化的有机组成部分，中医词汇是医药文化的重要缩影。① 探求词汇与文化之间的相互关系，正是文化语言学关注的焦点问题。中医行业词汇文化内涵的探求，对中国传统文化的发掘有着积极的意义。同时，与语法、语音等语言要素相比，词汇与文化之间的关系最为密切。邵敬敏认为，文化对语言系统的各方面影响是均衡的。② 董印其认为，语言中最为活跃的因素当属词汇，它与民族文化的联系最为密切。汉语词汇系统的产生、存在、演变都和深厚的汉文化基础密切相关。③ 李如龙等认为，语言和民族文化有着密切的联系，而在语言的众多要素中，词汇最能体现一个民族的文化特征。④ 苏新春也认为词语里面隐藏着别具一格的东西。⑤

① 陈增岳：《汉语中医词汇史研究》，暨南大学出版社，2016，第 45、49 页。
② 邵敬敏：《关于中国语言文化学的反思》，《语言文字应用》1992 年第 2 期。
③ 董印其：《现代汉语词汇系统研究探讨》，《语言与翻译》2008 年第 1 期。
④ 李如龙、杨吉春：《对外汉语教学应以词汇教学为中心》，《暨南大学华文学院学报》2004 年第 4 期。
⑤ 苏新春：《文化语言学教程》，外语教学与研究出版社，2006，第 75 页。

第一节　中医文化词

一　文化词

伴随着越来越多的留学生去美国留学，20世纪六七十年代，美国诞生了跨文化交际学，在第二语言教学中，开始关注文化因素。于是语言学家提出了"文化限制词"或"文化词汇"等概念。① 语言学家奈达（Nida）这个时期开始关注文化词语。他将英语中的名词划分为三类：一是两种语言中具有对应词的词语，二是特殊文化含义词，三是文化限制词。其中第二、三两类词被划分为文化词语，这两类词在翻译过程中很容易遇到障碍。② "文化词语"（cultural words）的概念由语言学家纽马克（Newmark）正式提出，他把词语划分为两类：普通词语和文化词语。③

随着文化语言学以及汉语作为第二语言教学逐渐成为研究的热点，国内语言学家也开始借鉴国外研究成果，有关词汇与文化教学方面的论文开始出现。

游汝杰等最先提出了"文化语言学"这一名称，指出："如果将如此丰富的语言材料和历史悠久，多姿多彩的中国文化结合起来研究，是不是可以称之文化语言学？"④ 许国璋随后结合第二语言教学提出了"culturally-loaded words"（文化词语）的名称。⑤ 王还提出了"文化局限词"，他认为文化局限词"就是和说这种语言的民族文化相关的，代表特殊文化而产生的概念，如"华表"一词就是典型的"文化局限词"⑥。另外黄金贵⑦、常敬宇⑧、陈建民⑨、苏宝

---

① 胡文仲：《跨文化交际学在美国》，《外语研究》1994年第1期。
② Nida，Eugene A.，*Towards a Science of Translation*，Leiden：E. J. Brill，1964，p. 28.
③ 赵明：《论国际汉语教学中文化词语的教学策略》，《国际汉语学报》2012年第2期。
④ 游汝杰、周振鹤：《方言与中国文化》，《复旦学报》1985年第3期。
⑤ 许国璋：《Culturally-Loaded Words and English Language Teaching》（文化词语与英语教学），《现代汉语》1986年第4期。
⑥ 王还：《由编汉语汉英双解词典看到的词典释义问题》，《世界汉语教学》1987年第1期。
⑦ 黄金贵：《古代文化词义集类辨考（自序）》，《杭州大学学报》（哲学社会科学版）1994年第4期。
⑧ 常敬宇：《汉语词汇与文化》，北京大学出版社，1995，第2页。
⑨ 陈建民：《香港文化词汇是如何融入普通话的》，《语文建设》1994年第7期。

荣①等都提到了"文化词语"。各位学者提及的名称虽不一致，但是所指基本是相同的，即"文化词"。

"文化词"为具有特殊文化内涵的词语，它是一个民族的文化在语言系统中直接或间接的反映。② 但是，如何鉴别"文化词"却是一个难题。本书采用赵明鉴别"文化词"的标准，即通过"概念空缺"或"特殊文化"来判定"文化词"。"概念空缺"（lexical vacancy）是指由于语言文化的差异，一种语言的词在另一种语言中没有对应词；"特殊文化"是不同民族文化对词义产生的间接的影响而形成的语义类型。③

概念空缺就是由于自然环境、文化发展的独特性，在某种语言中表达一定概念的词在另一种文化中没有相应的概念，根本不存在对应的词，不仅没有所指，也没有能指。蒋绍愚认为，概念的存在是不平衡的。在一个民族的观念里不存在的概念，在另一个民族的观念里却一直存在。对于同一个民族而言，有的时候该概念存在，有的时候却又不存在。④ 由于概念空缺，产生了大量概念空缺词。不仅不同文化之间存在大量的空缺词，在同一文化背景下，行业语概念空缺词依然存在。比如，对于没有接触过中医的人来说，"三焦""消渴""阴虚""涌泉""缪刺"等行业语是概念空缺词；对于不懂书法的人来说，"飞白""柳体""书圣""兼毫""镇纸"等书法术语也是概念空缺词。

比如"阴""阳"概念，它们来自于中国古典哲学，为中医学的理论基础。"阴""阳"对于欧美地区的人来说是概念空缺词。于是，在交流或者翻译的过程中，只能用"音译"的方式。李照国认为："如涉及'阴阳学说'的'阴中求阳''阴平阳秘''阴阳偏盛'，这些概念虽深奥玄密，但其核心成分皆为'阴''阳'。'阴''阳'目前统一音译为 yin 和 yang。"⑤

再如常作为构词语素的"气"，其义项主要有：①人体内流动的、能使身体各器官正常运行的物质；②脏腑的运动能力，如五脏之气；③指某

① 苏宝荣：《词的语言意义、文化意义与辞书编纂》，《辞书研究》1996 年第 4 期。

② 常敬宇：《汉语词汇与文化》，北京大学出版社，1995，第 2 页。

③ 赵明：《现代汉语文化词研究》，中国社会科学出版社，2016，第 97、118 页。

④ 蒋绍愚：《打击义动词的词义分析》，《中国语文》2007 年第 5 期。

⑤ 李照国：《论中医名词术语英译国际标准化的概念、原则与方法》，《中国翻译》2008 年第 4 期。

种病象，如湿气、疝气；④指经气，针灸时针体刺中穴位后产生酸、麻、重、胀等感觉，又叫"得气"，即"得经气"。以欧美地区的文化作参照，中医所指的"气"，在这些国家人们的脑海中不仅没有任何的概念，更不能顺利激活相应的"心理词库"（mental lexicon）。

再如"四诊"，它是在中国传统医学整体观念和基础上形成的，是对阴阳五行、藏象经络等基础理论的具体运用。对于非汉族文化圈的人来说，它是一个典型的概念空缺词。

因为中医独特的文化特色，概念空缺词大量存在并具有系统性特点。比如：治疗方法类概念空缺词有针灸、拔火罐、发散、刮痧等，本草方剂类概念空缺词有草药、单方、汤剂、方剂、秘方、散剂、丸剂、配伍等。

上文已经论述过"气"为中华民族特有的概念，中医行业借用"气"的哲学观念，产生了大量以"气"为中心语素的词语，比如元气、破气、气虚、气血、气滞等。"穴"在中医上指"可以进行针灸的部位"，以"穴"为中心语素也形成了大量的词语。《针灸学》一书指出："晋代皇甫谧所著《针灸甲乙经》记载经穴349个，北宋王惟一撰写《铜人腧穴针灸图经》详载了354个。明代杨继洲的《针灸大成》记载经穴359个。"①

特殊文化主要是不同民族文化对词义产生的间接影响而形成的语义类型。比如"杏林"一词便是典型的由于特殊文化而产生的文化词。

在中医领域，"杏林"为何有"传统中医文化"之义呢？必须结合中国传统文化才能找到答案。晋葛洪《神仙传》："又君异居山间，为人治病，不取钱物。使人重病愈者，使栽杏五株，轻者一株。"② 这段文字记载的是董奉治病救人，不收病人钱财，只让他们栽种杏树的故事。唐王维《送张舍人佐江州同薛璩十韵》"董奉杏成林，陶潜菊盈把。彭蠡常好之，庐山我心也"，宋秦观《念奴娇》"闻道久种阴功，杏林橘井，此辈都休说"都引用了这个典故。董奉去世后，该故事一直在民间流传。"杏林"于是成为中医文化符号，体现了"仁、和、精、诚"的价值观念。"杏林"是一个典型的体现独特民族文化的文化词。

再比如"君药"，它是针对主病或主证起主要治疗作用的药物，是药

---

① 陈一飞主编《针灸学》，第四军医大学出版社，2005，第20页。
② （晋）葛洪：《神仙传》卷十，上海古籍出版社，1990，第55页。

方中不可或缺且药力居首的药物。《重广补注黄帝内经素问·至真要大论》："帝曰：善。方制君臣何谓也？岐伯曰：主病之谓君，佐君之谓臣，应臣之谓使，非上下三品之谓也。"① 因为"君"在各级统治者中拥有至高无上的权力，所以用"君药"来代表在方剂配伍当中起主要作用的药物。

二 中医文化词类别

因为文化词的提出和教学与对外汉语教学有着密切的关系，所以关于文化词，本书采用美国《21 世纪外语学习标准》（1996 年版，1999 年再版，2006 年第 3 版）中的分类：文化产物（cultural products）、文化行为（cultural practices）和文化观念（cultural perspectives）。

（一）文化产物类

文化产物是有形或无形的文化创造。中医在实践的过程中，创造出了形形色色的物质产品，这些物质产品是中医治疗实践的基础。

【百眼橱】

中药店内存放药材的家具，因为有上百个抽屉，所以称为"百眼橱"。它的每个抽屉用以存放不同的药材，为中医店铺最基本的配置。

传统的"百眼橱"共有 10 行，9 层。每行装抽斗 9 个，每斗内分成 4 格。9 层的下面再放 5 枚大斗，共 365 个格，可以存放 365 种药材。另外，"百眼橱"有"神农药架""药斗""中药柜""药斗橱"等诸多异名。

【同仁堂】

中国旧时北京乐氏家族经营的中药店，总店设在北京，创于清初。起初为家庭制药小铺，世代相传，称乐家老铺。《辞海》："雍正元年（1723年）前后，始为御药房服务，享有预领官银、调剂药价的特权。所产丸、散、膏、丹有一定声誉。1907 年（光绪三十三年）后，乐氏族人所设分店遍及上海、天津、汉口、长春、西安、长沙、福州等地，共三十四个。"②

中医店铺大都冠以"堂"字，比如华安堂、乐仁堂、长春堂、同济堂、九芝堂等。据说这个传统出自张仲景坐堂行医的典故。相传东汉末年张仲景在长沙做太守时，伤寒流行。为拯救黎民百姓，他打破官府戒律，坐在办公

---

① （唐）王冰注《重广补注黄帝内经素问》卷二十二，中医古籍出版社，2017，第 467 页。
② 夏征农主编《辞海》（1999 年缩印本），上海辞书出版社，2000，第 2118 页。

的大堂上行医，为病人诊脉开方，并在处方前冠以"坐堂行医"四个字。人们敬仰张仲景，他的这一做法为后人所沿袭，中药店也因此称为"堂"了。

类似的文化产物类文化词还有"皮肤针""惠夷槽""砭石""火罐""刮痧板"等。

（二）文化行为类

文化行为是人类在社会实践尤其是人际交往中约定俗成的定式。① 在中医的实践中，产生了许多文化行为类词语，比如：

【抓药】

"抓药"指中药店店员按照药方配药或拿着药方到中药店买药。该词蕴含着丰富的文化内涵，尤其是"抓"字，不但体现了中药药材的特点，也能展现出中医工作者日常行为的状态。其在文学典籍中十分常见：

（1）大凡到药铺里抓药，药铺里总在药方上盖个戳子，打个码子的。（《二十年目睹之怪现状》第九十六回）

（2）这里贾琏一面叫人抓药。一面回到房中告诉凤姐黛玉的病原与大夫用的药，述了一遍。（《红楼梦》第八十三回）

（3）了然便叫僧众帮扶抬到方丈东间，急忙开方抓药，包兴精心用意煎好。（《七侠五义》第六回）

【针灸】

针法和灸法合称。针法是用针灸针，取特定穴位，刺入患者体内，从而用来治疗疾病的方法。而灸法是用艾绒，温灼穴位的表面，利用热刺激穴位来治病的方法。

（1）有病颈痛者，或石治之，或针灸治之，而皆已。（《素问・病能论》）

（2）或不当饮药，或不当针灸。（《史记・扁鹊仓公列传》）

（3）被疾病则遽针灸。（《抱朴子・勤求》）

---

① 张岱年、方克立主编《中国文化概论》，北京师范大学出版社，1994，第5页。

"针灸"不但用于治疗疾病，还可用于保健。

（1）无病而先针灸曰逆。逆，未至而迎之也。（明 高武《针灸聚英》）

（2）人之脏腑经络血气肌肉，日有不慎，外邪干之则病。古之人以针灸为本……所以利关节和气血，使速去邪，邪去而正自复，正复而病自愈。（清 潘伟如《卫生要求》）

【推拿】

医生用手或上肢协助病人进行运动的一种医疗方法，具有调和气血、疏通经络、促进新陈代谢、提高抗病能力、改善局部血液循环和营养状态等作用。"推拿"在明代以前称为"按摩（磨）"或"按跷"。《重广补注黄帝内经素问·血气形志》："形数惊恐，经络不通，病生于不仁，治之以按摩醪药。"[1]《重广补注黄帝内经素问·异法方宜论》："其民食杂而不劳，故其病多痿厥寒热。其治宜导引按跷。"[2]。再如：

（1）一小儿得真搐。予曰不治。彼家请一推拿法者掐之。其儿护痛。目睁口动。一家尽喜。（明 万全《幼科发挥》卷二《慢惊有三因》）

（2）推拿一道，古曰按摩，上世活赤婴以指代针之法也。（明 钱汝明《秘传推拿妙诀·序》）

【春捂秋冻】

春天要慢一点脱棉衣，尽量保暖，而秋天则不要过早穿棉衣，这样对身体有很大好处。"春捂秋冻"强调的是季节转换时期的养生技巧，对中华民族的健康有着积极的影响。该谚语在民间广为流传，如"春捂秋冻，不生杂病""春捂秋冻，百病难碰"等等。

《灵枢经·本神》记有"故智者之养生也，必顺四时而适寒暑"[3]，充

---

[1]（唐）王冰注《重广补注黄帝内经素问》卷七，中医古籍出版社，2017，第132页。
[2]（唐）王冰注《重广补注黄帝内经素问》卷四，中医古籍出版社，2017，第68页。
[3]《灵枢经》卷二，商务印书馆，1931，第20页。

分体现了四时养生的观念。

中医发展到宋元时代，四时养生思想有了明显的发展。宋丘处机《摄生消息论·春季摄生消息》："天气寒暄不一，不可顿去棉衣……时备夹衣，遇暖易之，一重渐减一重，不可暴去。"①

清曹庭栋《养生随笔·燕居》提出了初春尤其要注重下体的保暖，比前代养生学家提倡的"春捂"更加具体，如："春冰未泮，下体宁过于暖，上体无妨略减，所以养阳之生气。"②

"春捂秋冻"是在中医理论指导下的一种养生行为。《中医养生文化基础》称：春季，阳气初生，阴气始减，这个时候人体抵抗力比较弱，要注意保暖；秋天，阴气初生，阳气始减，人体内的阳气开始收敛，不宜急加衣服。③

【冬吃萝卜夏吃姜】

谚语。意思是冬天要多吃萝卜，夏天要多吃姜。中医学认为，生命的真谛在于阴阳的平衡，而"冬吃萝卜夏吃姜"正是利用食物的寒热偏性，配合季节的寒热特征，进行阴阳调节的一种食补养生方法。该谚语在现代汉语中十分常见：

（1）而首先从"早喝盐汤赛参汤，晚喝盐汤是砒霜""冬吃萝卜夏吃姜""冷水洗脸热水洗脚""仁者寿""笑一笑，十年少"这些中国民间日常生活中的保健谚语谈起。（1994年报刊精选/11）

（2）民间自古有"冬吃萝卜夏吃姜，不劳医生开药方"之说。（《人民日报》1998年）

类似的谚语还有"上床萝卜下床姜""十月萝卜小人参""晚吃姜赛砒霜""吃了萝卜菜，啥病都不害"等等。

（三）文化观念类

观念就是人们在长期的生活和生产实践当中形成的对事物的总体认

---

① （宋）丘处机：《摄生消息论》，上海古籍出版社，1990，第1页。
② （清）曹庭栋：《养生随笔》，上海书店出版社，1981，第27页。
③ 苏培庆、郑民、崔华良主编《中医养生文化基础》，中国中医药出版社，2015，第178页。

识。这种认识包括观念、态度、价值观等等。

【气】

中医指能使人体器官发挥机能的动力。中医学认为，对于人来说，机体的运行全依赖于"气"的存在。"气"是一切人体组织器官的机能活力，比如"经络之气""脏腑之气"等；它还是人体器官的营养所在，比如"精气""呼吸之气"等。

在中国传统哲学概念中，"气"是古代人们对于自然现象的一种朴素认识。它是存在于宇宙中的无形而运行不息的极细微的物质，是宇宙万物的本原。汉王充《论衡·物势篇》："夫天地合气，人偶自生也。犹夫妇合气，子则自生也。"[1] 再如：

(1) 人以天地之气生，四时之法成。(《素问·宝命全形论》)

(2) 气者，人之根本也。(《难经·八难》)

(3) 气聚则形成，气散则形亡。(清喻昌《医门法律》卷一)

【方剂】

方剂是治法的体现。[2] 它是以中医基础理论为指导，在辨证论治的指导下，按照方剂的配伍理论而配制的药剂。[3] 方剂的配伍和运用，都是在理法的指导下进行的[4]，充分体现了个人主观意识和价值观念。

比如《黄帝内经》共载有 13 方（包括单方和复方），《伤寒杂病论》载方 314 首。[5] 其中"桂枝汤"为《伤寒杂病论》里第一个方子，被称为"群方之魁"。该方剂的配伍为："桂枝去皮、三两、芍药三两、甘草炙、二两、生姜切、三两、大枣擘、十二枚。"它是张仲景思想观念的直接体现。

【治未病】

在疾病还没有发生之时，采取预防措施，防止疾病发生、复发。[6] "治

---

① （汉）王充：《论衡》卷三，上海人民出版社，1974，第 47 页。
② 广州中医学院主编《方剂学》，人民卫生出版社，1983，第 1 页。
③ 于友华、王永炎、赵宜军等：《方剂配伍规律的研究》，《中国中药杂志》2001 年第 4 期。
④ 陈伟、路一平主编《方剂学》，上海中医学院出版社，1990，第 1 页。
⑤ 广州中医学院主编《方剂学》，人民卫生出版社，1983，第 1 页。
⑥ 洪蕾、冼华：《中医"治未病"的理论研究》，《中国中医基础医学杂志》2007 年第 2 期。

未病"首见于《黄帝内经》，如：

（1）是故圣人不治已病治未病，不治已乱治未乱，此之谓也。（《素问·四气调神大论》）

（2）病虽未发，见赤色者，刺之，名曰治未病。（《素问·刺热篇》）

在其他医学著作中也十分常见：

（1）夫治未病者，见肝之病，知肝传脾，当先实脾。（《金匮要略·脏腑经络先后病脉证第一》）

（2）故治未病者，见阴精有亏，乃阳脱之渐，预培养其阴焉。（清 张志聪《侣山堂类辨》）

【阳盛】

指邪热盛，而人体正气亦盛，机能亢奋。其表现多为壮热、汗出、气粗、烦躁、舌红等。如：

（1）阳盛则外热。（《素问·调经论》）

（2）夫阳盛阴虚，汗之则死，下之则愈；阳虚阴盛，汗之则愈，下之则死。（《伤寒杂病论·伤寒例》卷二）

（3）六难曰：脉有阴盛阳虚，阳盛阴虚，何谓也？（《黄帝八十一难经·六难》）

【标本兼治】

治疗疾病的基本原则。"标"的本义为"树梢"，"本"的本义为"草木的根"。中医借用"标本"表示"疾病的外在表现及其根本性质"。如《重广补注黄帝内经素问·标本病传论》："黄帝问曰：'病有标本，刺有逆从，奈何？'"[1] 该词最早见于明王肯堂《证治准绳·幼科》："病有标本，治有先后，有从标者，有从本者，有先标后本者，有先本后标者，有标本

---

① （唐）王冰注《重广补注黄帝内经素问》卷十八，中医古籍出版社，2017，第312页。

兼治者，视其急缓，不可胶柱而鼓瑟也。"①

【经络】

人体内气血运行的通路，主干为经，分支为络。它将人体所有的脏腑、孔穴、筋肉及骨络等紧密地联结成一个有机整体。明李梴《医学入门·经穴起止》："经，径也。径直者为经，经之支派旁出者为络。"② "经络" 为中医学的重要概念，在多种医籍中皆有记载：

（1）血病身有痛者治经络。（《素问·三部九候论》）
（2）学医道者，不可不明乎经络。（明 宋濂《医家十四经发挥序》）

"经络" 亦作 "经落"：

（1）医经者，原人血脉、经落、骨髓、阴阳、表里，以起百病之本，死生之分。（《汉书·艺文志》）

【八纲辨证】

辨证的基本方法之一，运用阴阳、表里、寒热、虚实八纲，对病证进行分析、归纳，为施治提供依据。表里辨病位的浅深，寒热辨病证的性质，虚实辨邪正的盛衰，阴阳则是统摄其他六纲的总纲。表、热、实属阳，里、寒、虚属阴。③ 古时虽无 "八纲" 这一名称，但是古人早已用 "八纲" 来诊断疾病。《伤寒杂病论》开始运用八纲对疾病进行诊疗，确定了中医辨证论治的原则。明方隅《医林绳墨·伤寒又论》卷一："仲景治伤寒，著三百九十七法，一百一十三方，……然究其大要，无出乎表里虚实阴阳寒热，八者而已。"④ 祝味菊是第一个用 "八纲" 来统称 "虚实阴阳表里寒热" 的医家。至此，"八纲" 这一名称正式形成。⑤

---

① （明）王肯堂：《证治准绳》，吴唯等校注，中国中医药出版社，1997，第 1478 页。
② （明）李梴·《医学入门》卷一，金嫣莉等校注，中国中医药出版社，1995，第 39 页。
③ 李经纬、邓铁涛等主编《中医大辞典》，人民卫生出版社，1995。
④ （明）方隅集撰《医林绳墨》，方毂校正，王小岗、贾晓凡校注，中医古籍出版社，2012，第 20 页。
⑤ 朱文峰主编《中医诊断学》，中国中医药出版社，2002，第 144 页。

第二节 中医行业词汇的文化内涵

中医是在中国传统文化的影响下总结的社会经验，与人们的生活息息相关。中医行业词汇则蕴含着丰富的文化内涵，中医文化基因是中医学的根。[①] 苏新春说："语言是一个民族对世界的认知模式与认识体系，世界是通过语言反映的，这在词汇系统中会表现得相当突出。"[②] 本节将从中医词汇系统出发，去探究其背后的文化内涵。

一 阴阳哲学思想

阴阳是我国哲学中的一对基本范畴。它是古人认知世界、解释自然变化、探寻宇宙本原的世界观。中医理论的形成直接受阴阳思想的影响。中医运用阴阳解释人与自然的密切关系、人体各器官的运行规律，对疾病的诊治进行指导。它是传统医学的方法论和理论工具。[③]

（一）对义词族举例

第一章第二节提到中医行业词汇存在大量的"对义词语"。这些词语包括：

成对出现的"对义词语"有：太阳、太阴；虚证、实证；里证、表证；阴虚、阳虚；浮脉、沉脉；虚脉、实脉；洪脉、细脉；促脉、结脉；长脉、短脉；紧脉、缓脉；静脉、动脉；阴掌、阳掌；阴神、阳神；虚、实；刚、柔；文火、武火；进阳火、退阴符；清气、浊气；先煎、后下；等等。

语素义相反的"对义词语"有：阴阳、表里、寒热、温凉、甘苦、淡咸、升沉、浮降、虚实、按跷、背腹、同病异治、异病同治、上病下取、下病上取等。

（二）对义词族文化内涵

苏新春说："阴阳学说观的流行，直接影响到语言中互文的运用，两

---

① 张宗明：《传承中医文化基因　留住中医的根》，《中医药文化》2013 年第 4 期。
② 苏新春：《文化语言学教程》，外语教学与研究出版社，2006，第 120 页。
③ 司富春主编《中医理论基础》，人民军医出版社，2005，第 14 页。

个相反或相对的词语往往同时出现，对称使用……'阴'与'阳'也就成为事物内部的一种成分，一种分类，或是一种组合，因此，一大批用'阴''阳'构成的复合词词族也就出现了。"① 大量"对义词语"的出现，是阴阳思想作用的产物。

在阴阳思想的影响下，古人对事物一分为二认识得很深刻，他们在把事物看成二分的同时，还看到它们内部相互联系、互为因果、相互转化的关系。阴阳思想在医学典籍中随处可见，如：

（1）阴阳者数之可十，推之可百；数之可千，推之可万。万之大不可胜数，然其要一也。（《素问·阴阳离合论》）

（2）寒者热之，热者寒之；微者逆之，甚者从之。（《素问·至真要大论》）

（3）病在上，取之下；病在下，取之上。（《素问·五常政大论》）

二 药食同源文化

"药食同源"是我国劳动人民在寻找食物和药物过程中智慧的结晶，体现了食物在保健和治疗方面的作用。当代著名中医黄煌直言："中医就是吃出来的医学。"②药物和食物之间并没有绝对的界限，历来如此。《淮南子·修务训》："于是神农乃始教民播种五谷，相土地宜，燥湿肥硗高下，尝百草之滋味，水泉之甘苦，令民知所避就。"③ 所描述的便是对"药食同源"的具体实践。

（一）"食"词族及相关词语

"食"词族就是以"食"为词根形成的一系列词语。具体为与食品的种类、性质、作用以及各类药膳相关的词语。

中医行业词汇中存在大量与"食"有关的词语，包括但不限于以下词语：食疗、食补、食治、食忌、食养、药膳、药补不如食补、食不欲杂、

---

① 苏新春：《文化语言学教程》，外语教学与研究出版社，2006，第122～123页。

② 《黄煌经方医话·思想篇》，中国中医药出版社，2017，第2页。

③ （汉）刘安等著，（汉）高诱注《淮南子》卷十九，上海古籍出版社，1989，第208页。

食性、五味、五谷、药酒、药茶、药粥、食医。药膳类词语如：汤液醪醴、乌侧骨方山药面、归芪鸡汤等等。姜辉等对《食医心鉴》全书 211 首食方进行统计，其中涉及的食材共计 169 种。[①] 王亚丽统计得出敦煌古医籍中"药食"同用的药名达 460 个。比如主食类有白米、糯米、粳米、大麦、热粥、白面、高粱米、稷等 46 个，果类有桃仁、赤桑葚、榛子、酸枣中仁、杏核、葡萄、安石榴子、蒲桃、乌梅肉、木瓜、酸石榴皮、白桃去塞、生梅子、羊桃、龙眼、杏仁塞、麦肉、生杏仁、酸石榴、樱桃、胡桃、越桃、朱樱桃、枣、西州枣、干枣、软枣、蜜枣、杏子、梨、石榴子等共 53 个。[②]

（二）药食同源的文化内涵

通过对这一类词语的收集及分析，可以窥探出其背后的文化因素，即"药食同源"。

首先，"食养""食疗""药膳""食不欲杂"等词语为"药食同源"文化的具体实践。

（1）大毒治病，十去其六；常毒治病，十去其七；小毒治病，十去其八；无毒治病，十去其九；谷肉果菜，食养尽之。（《素问·五常政大论》）

（2）夫为医者当须先洞晓病源，知其所犯，以食治之，食疗不愈，然后命药。（《千金方·食治》卷二十六）

（3）母亲调药膳思情笃密。（《后汉书·列女传》）

（4）食不欲杂，杂则或有所犯，有所犯者，或有所伤，或当时虽无灾苦，积久为人作患。（《千金方·食治方》）

例（1）说明了用食物调整机体的状态，食养为最佳方法。例（2）突破了"养"的范畴，说明食疗已经具有"治"病的功能，更适合已生病的人食用。例（3）是将"药"和"膳"最先组合使用的例句。例（4）说明在同一时间段，进食的种类不能过多，每种食物各有"四气五味"，它

---

① 姜辉、徐桁：《唐代食疗方书〈食医心鉴〉特色评析》，《中医药文化》2019 年第 5 期。
② 王亚丽：《敦煌写本医籍语言研究》，兰州大学博士学位论文，2012，第 264 页。

们之间会相互排斥。如果种类过多，会影响机体对食物的吸收效果。这些词语充分体现了"药食同源"的文化。

其次，"食性""五味"等词是在"药食同源"文化下对食物和药物属性的分析。

"食性"指食物具有的各种功能和基本性质。它包括食物的归经、配伍、用法、四气、禁忌、五味、毒性、升降浮沉、主治、用量及食物的产地、采集、贮藏、加工、烹调等。人们可以根据食物的"食性"进行食养或食疗。

"五味"属于"食性"的一种，每种食物和药物均有酸、辛、苦、咸、甘五种基本味道。如《重广补注黄帝内经素问·宣明五气论》："酸入肝，辛入肺，苦入心，咸入肾，甘入脾。是谓五入。"① 再如：

(1) 阴之所生，本在五味……是故谨和五味，骨正筋柔，气血以流，腠理以密。(《素问·生气通天论》)

(2) 五味令人口爽。(《老子》)

(3) 平生不经尝五味丰腴之物，清淡安全，所以致寿。(明 张宁《方洲杂言》)

最后，药酒、药粥等药膳类方剂为"药食同源"最直接的体现。

药酒为用药材浸制的酒，如五茄皮酒、虎骨酒、三蛇酒，用于治疗慢性疾病。药酒是药膳中较有特色的一类品种。邓沂称，"《内经》收载方剂13首，10首属内服方，其中2首就是药酒方剂"②。可见药酒在药治、食疗方面发挥的重要作用。其在非医学典籍里也随处可见：

(1) 济北王病，召臣意诊其脉，曰："风蹶胸满。"即为药酒，尽三石，病已。(《史记·扁鹊仓公列传》)

(2) 王文正太尉气羸多病，真宗面赐药酒一注瓶。(《梦溪笔谈·人事一》)

---

① (唐)王冰注《重广补注黄帝内经素问》卷七，中医古籍出版社，2017，第127页。

② 邓沂：《黄帝内经饮食养生与食疗药膳探析》，《中国中医基础医学杂志》2003年第5期。

药粥是在中医理论指导下，选择适当的中药和米谷配伍熬成的粥。《中医大辞典》："长沙马王堆出土的 14 种医学方技书中，记载有服食'青粱米粥'治疗蛇咬伤等方，这是我国现存记载最早的药粥方。"易峰称："在《伤寒论》中，方后注明要饮粥的共有 4 处。"① 这是张仲景粥药并用治疗疾病的医疗实践的反映。比如：在服"桂枝汤"后，要"啜热稀粥一升余，以助药力"。《千金翼方·中风下》中载有用"谷白皮粥"预防脚气病复发的方子："治脚气常作，谷白皮粥防之，法即不发矣：谷白皮（五升，切，勿取斑者，有毒），右一味，以水一斗，煮取七升，去滓，煮米粥常食之。"② 清曹庭栋《老老恒言》根据老年脾胃衰弱的特点，编制了粥谱一卷，收载药粥 100 方，用以"备老年之颐养"③。

药膳类方剂在《黄帝内经》中就已出现，有 6 首之多，其中较典型的有治疗"血枯"的"乌侧骨方"④。宋陈直《养老奉亲书》为我国现存较早的一部专门预防和治疗老年疾病的医学典籍。全书共收有方剂 231 首，其中与食疗相关的方剂达 162 首，比例高达 70% 多。这么高的比例说明中医开始运用食疗来治疗疾病，食疗的地位逐步提高。⑤

三　道教文化

中医很早就重视"道"，并把"道"引入到中医学体系中。道家思想对中医学思想的影响在《黄帝内经》中就多有体现。比如《重广补注黄帝内经素问·方盛衰论》："阴阳并交，至人之所行。阴阳并交者，阳气先至，阴气后至。是以圣人持诊之道，先后阴阳而持之。"⑥ "真人""精气""至人""道""阴阳"等皆借自道家术语。《重广补注黄帝内经素问·上古天真论》："中古之时，有至人者，淳德全道，和于阴阳，调于四时。"⑦ 其中的思想与道家的"道法自然"思想一致。中医学"辨证论治"的思想，与道家对待事物的态度也有继承关系。《黄帝内经》重要组成部分

---

① 易峰：《论〈伤寒论〉药粥并用法的意义》，《中医药导报》2010 年第 4 期。
② （唐）孙思邈：《千金翼方》卷十七，人民卫生出版社，1955，第 195 页。
③ 朱怡园、吴鸿洲：《〈老老恒言〉药粥养生法探讨》，《山西中医》2000 年第 2 期。
④ 邓沂：《黄帝内经饮食养生与食疗药膳探析》，《中国中医基础医学杂志》2003 年第 5 期。
⑤ 刘伟力、李笑然、周亚滨：《中国食疗的发展概况》，《中医药学报》1989 年第 1 期。
⑥ （唐）王冰注《重广补注黄帝内经素问》卷二十四，中医古籍出版社，2017，第 488 页。
⑦ （唐）王冰注《重广补注黄帝内经素问》卷一，中医古籍出版社，2017，第 6 页。

《灵枢》的名称便来自道家。李磊等认为该名称与道家文化有着密切的关系，并引丹波原胤《中国医籍考》中的观点："今考《道藏》中有《玉枢》《神枢》《灵轴》等之经，而又收入是经，则《灵枢》之称，意出于羽流者欤？"① 而在《道藏》众多的书籍中，与医学有关的竟占了十之六七。②

（一）道医相关词语

中药类道医词语有托卢、降真香、鹤顶草、千秋、万岁、木腊、白圣、绿圣、天龙、海羊、千岁蟾蜍等，诊治类道医词语有导引、摄生、卫生、养生、服饵、药床、筋化为骨、肠化为筋、肠作筋髓、练气、胎息、吞气、虎戏、猿戏、熊戏、鹿戏、鸟戏、五禽戏、七段锦、按摩等，与方剂有关的道医词语有灵药、不死药、仙药、丹砂、寒丹、内丹、外丹、还丹、仙丹、九还丹、大还丹、小还丹、灵宝、灵宝丹、灵宝丸、玉壶丸、玄霜、霜雪、绛雪等，历代著名的道医家有葛洪、陶弘景、孙思邈、王冰、孙一奎等。

（二）道医家对中医的深刻影响

道教医学源远流长，可追溯至先秦的方士，并且和远古的巫医也有牵连。自魏晋南北朝以来，由于"五胡乱华"，天下大乱，道教开始兴盛，中医因此受到很大的影响。③ 这个时期，对医学贡献较大的当数葛洪和陶弘景。

唐房玄龄《晋书·葛洪传》："葛洪，字稚川，丹阳句容人也……时或寻书问义，不远数千里崎岖冒涉，期于必得，遂究览典籍，尤好神仙导养之法。从祖玄，吴时学道得仙，号曰葛仙公，以其练丹秘术授弟子郑隐。洪就隐学，悉得其法焉。后师事南海太守上党鲍玄。玄亦内学，逆占将来，见洪深重之，以女妻洪。洪传玄业，兼综练医术，凡所著撰，皆精核是非，而才章富赡。……自号抱朴子，因以名书。其余所著碑诔诗赋百卷，移檄章表三十卷，神仙、良吏、隐逸、集异等传各十卷，又抄《五

① 李磊、尤传香：《〈黄帝内经〉〈素问〉〈灵枢〉诸书名的文化内涵》，《中医药通报》2011 年第 6 期。

② 陈增岳：《汉语中医词汇史研究》，暨南大学出版社，2017，第 369 页。

③ 史仲序：《中国医学史》，台北编译馆，1984，第 49 页。

经》《史》《汉》百家之言、方技杂事三百一十卷，《金匮药方》一百卷，《肘后备急方》四卷。"

由此可知，葛洪为道家人士，好神仙导养之法，兼通医术。葛洪所著《肘后备急方》，对中国传统医学贡献很大。

陶弘景也为道家人士，其最重要的著作为《本草经集注》。该书对中国本草学的贡献巨大，它使本草学系统化，发展了本草药性。该书的编写体例成为后世历代本草的典范，并且保留了许多宝贵的文献资料。①

隋唐时期，著名的道医首推孙思邈，他对道医的继承是全方位的。《千金方·太医习业第一》："凡欲为大医，必须谙《素问》、《甲乙》、《黄帝针经》、明堂流注、十二经脉、三部九候、五脏六腑、表里孔穴、本草药对，张仲景、王叔和、阮河南、范东阳、张苗、靳邵等诸部经方。又须妙解阴阳禄命、诸家相法，及灼龟五兆、《周易》六壬，并须精熟，如此乃得为大医。若不尔者，如无目夜游，动致颠殒。次须熟读此方，寻思妙理，留意钻研，始可与言医道者矣。又须涉猎群书，何者？若不读五经，不知有仁义之道；不读三史，不知有古今之事；不读诸子，睹事则不能默而识之；不读《内经》，则不知有慈悲喜舍之德；不读《庄》《老》，不能应真体运，则吉凶拘忌，触涂而生。至于五行休王、七耀天文，并须探赜。"②孙思邈对医学的态度是将中医、道学、方技等知识全面融合在一起。

（三）医疗实践

导引、摄生、卫生、养生、五禽戏、八段锦、按摩等都说明了中医注重养生，而"养生"的概念和道教息息相关。道教综合了精气神学说、五行学说、阴阳学说和经络学说，十分注重"养生之道"。

道教的养生思想对中医传统养生文化的形成和发展起着关键的作用，其直接体现就是"治未病"。《重广补注黄帝内经素问·四气调神大论》曰："是故圣人不治已病治未病，不治已乱治未乱。"③《肘后备急方》在"治

---

① 尚志钧：《梁·陶弘景〈本草经集注〉对本草学的贡献》，《北京中医药大学学报》1995年第3期。

② （唐）孙思邈：《千金方》卷一，刘国清等校注，中国中医药出版社，1998，第15页。

③ （唐）王冰注《重广补注黄帝内经素问》卷一，中医古籍出版社，2017，第12页。

未病"方面贡献较大。该书中有十余服预防传染病的方剂，比如"避温病散方""度瘴散"等。这些都是道医在传统医学中的具体实践。

再如"八段锦"，其为道教养生思想的直接体现。道教重视修身养性，视"八段锦"为重要的修真手段，从某种角度上说，没有道教的养生思想就没有中医的"八段锦"。目前，"八段锦"广泛运用于中医保健养生领域，相关研究表明，八段锦锻炼对 2 型糖尿病患者有较好的辅助治疗作用，有利于糖尿病患者的康复①，也能明显地提高老年人的生活质量。②

四 以"仁"为核心的儒家文化

医生在治疗的过程中居于主体地位，从医者的道德情操直接影响着整个治疗活动。中医在几千年的发展过程中，方兴未艾，这与从医者整体的高尚道德情操有密切的关系，这就是所谓的"医者仁心"。通过对"中医"及相关称呼语的分析，可以发现中医行业从医者整体的高尚道德情操，体现了以"仁"为核心的儒家文化。

（一）传统医学"中医"相关称呼语

在清代以前，与中国传统医学概念相关的词的有"岐黄""青囊""杏林""悬壶""橘井"等，并由此产生了一系列的成语，比如：岐黄之术、虎守杏林、杏林春暖、誉满杏林、杏林大师、杏林中人、悬壶济世等等。

与传统医学"中医"概念相关的词语具有以下特点。

第一，概念的形成都是通过"转喻"的认知机制。中医的别称指称"中医"概念，都是运用了"部分替代整体"的转喻认知方法。①以从医者来代替传统医学。比如用"黄帝与岐伯"来代替传统医学；②以和从医有关的物来代替传统医学。比如"青囊"一词来源于华佗倾毕生心血所作之书《青囊书》，后来指称传统医学。

第二，都来源于民间传说。"岐黄"来源于"黄帝与岐伯"的传说，

---

① 王耀光、刘连军、寇正杰等：《健身气功八段锦锻炼辅助治疗 2 型糖尿病疗效观察》，《中国运动医学杂志》2007 年第 2 期。

② 朱寒笑、张禹、曾云贵等：《新编健身气功八段锦锻炼对中老年人生存质量的影响》，《北京体育大学学报》2007 年第 2 期。

"青囊"来源于陈寿《三国志》中的记载，"杏林"来源于《神仙传》中关于董奉的记载，"悬壶"出自《后汉书·方术列传·费长房》，"橘井"来源于《神仙传》中关于苏仙公的记载。

（二）称呼语背后共同的心理

"中医"相关概念如此丰富，其背后共同的心理是什么？通过对称呼语的来源、造词理据等因素的分析，可以窥探出以下文化因素：与中医别称相关的都是被神化或者医术高明且具有高尚道德情操之人。从造词心理上分析，这反映了从医者高尚的道德情操。

与"杏林"一词相关的名医董奉，不仅医术高明，而且免费为病人治病。《神仙传·董奉》："又君异居山间，为人治病，不取钱物。使人重病愈者，使栽杏五株，轻者一株……君异每年货杏得谷，旋以赈救贫乏，供给行旅不逮者，岁消二万余斛，尚余甚多。"①

"悬壶"出自《后汉书·方术列传·费长房》："市中有老翁卖药，悬一壶于肆头，及市罢，辄跳入壶中。市人莫之见，唯长房于楼上睹之，异焉，因往再拜奉酒脯。"② 费长房能医重病，鞭笞百鬼，驱使社公，为民除害。颂誉医者救人于病痛的"悬壶济世"便来源于此。

"青囊"一词的来源与神医华佗有关。《后汉书·方术列传·华佗传》："佗临死，出一卷书与狱吏，曰：'此可以活人。'"③ 华佗在临死之前还不忘赠书于他人，目的便是"治病救人"，可见"医者仁心"。

"医乃仁术""医者仁心"，在中医传统思想中以及中医医生身上体现得最为明显：

（1）盖医之为道，所以续斯人之命，而与天地生生之德不可一朝泯也。（元 王好古《此事难知·序》）

（2）学不贯今古，识不通天人，才不近仙，心不近佛者，宁耕田织布取衣食耳，断不可作医以误世！医，故神圣之业。（明 裴一中《言医·序》）

① （晋）葛洪：《神仙传》卷十，上海古籍出版社，1990，第55页。
② （南朝宋）范晔：《后汉书·方术列传·费长房》卷八十二下，中华书局，2012，第1852页。
③ （南朝宋）范晔：《后汉书·方术列传·华佗传》卷八十二下，中华书局，2012，第1850页。

（3）凡作医师，宜先虚怀，灵知空洞，本无一物。（明 缪希雍《本草经疏·祝医五则》）

中医别称以及与此相关的"杏林春暖""悬壶济世"等成语都是对"医乃仁术"最好的诠释，这反映出自古以来从医者整体的高尚道德情操。

结　语

　　中医行业词汇是汉语词汇研究的重要语料，相比于一般词汇研究，以往学者对中医行业词汇的关注比较少。正是基于上述原因，本书综合运用现代语言学理论及传统小学等，对中医行业词汇进行了多角度、多层次的讨论，得出以下结论。

　　①中医行业词汇是基于中国传统文化，尤其是阴阳五行等哲学思想，在医疗实践中产生的一系列词语，其与全民用语的关系可表示为"全民用语→中医行业词汇→全民用语"。中医行业词汇的产生离不开全民用语的根基，而其产生之后，又对全民语言的词汇产生影响，对全民用语进行渗透。

　　②完善了词汇理据的类型划分。对于主要实词，本书以语素如何与词义建立联系作为首要的判断标准；对于量词，我们把功能作为首要的判断标准对其进行划分。词义和语素义能直接或间接建立联系的，它们的理据类型为"特征理据"；词义和语素义不能建立联系而必须从典故、传说、中外交流等文化因素中探求词义的，它们的理据类型为"文化理据"；量词的理据类型为"功能理据"。

　　③造词理据应是所有词的造词理据，研究对象不应局限于动词、名词、形容词等主要实词（事实上目前的造词理据研究的确如此），而应该包括所有词类。本书把量词纳入了词汇理据的研究范围，并对现代汉语中使用范围仅限于中医领域的量词"剂""服""味"进行了全面描写，得出以下结论。

　　第一，"数＋服"结构在唐代医籍中经常出现，可以对其进行"重新分析"。"重新分析"标志着"词汇单位语法化过程的完成"。量词"剂"

在《灵枢经》《五十二病方》中已出现，其产生的年代不晚于汉代。量词"服"的产生不晚于唐代。而目前学界普遍认为量词"剂""服"产生于魏晋南北朝时期。

第二，中医量词"剂""服""味"从产生至今，除了"剂"在现代汉语中发生"非范畴化"成为"类词缀"外，其他用法基本未变，完整地保留了原始特征。它们与所称量的对象有着天然的联系，能有效说明刘丹青①、戴浩一②、金福芬等③认为的量词的产生正是基于"区分类别"或"个体标记"功能。

第三，$A^{动} \rightarrow A^{量}$（称量 A 受事）、$A^{名} \rightarrow A^{量}$（称量 A）是量词产生的两条重要途径。

④中医行业词汇泛化产生的"类词缀"可以有效解释"非范畴化"过程中成员处于一种"不稳定的中间状态"的现象。"非范畴化"成员在失去范畴特征之后、重新范畴化之前会处于一种不稳定的中间状态，而"类词缀"便是处于不稳定中间状态的典型成员，它既不像词根那么实在，也不像真词缀那么虚化。④ 中医行业词汇泛化研究可以增强"非范畴化"理论的可信度、动态性及概括力。

⑤中医行业词汇泛化主要表现在语义和语用两个方面，而语义和语用的变化是由原范畴的"非范畴化"导致的。在语义方面，主要是原范畴核心语素的变化、限定语素的变化或者核心语素和限定语素都发生变化。在语用方面，主要是使用语境的变化和语用效果的变化。使用语境的变化主要体现为源域向目标域的映射，最终导致语域的变化；语用效果的变化就是中医行业词汇"非范畴化"过程中一定的范畴属性特征，根据"能量守恒"⑤，强化了句法功能和语用效果，还可以填补概念空缺。

第一，句法功能的增值主要表现为搭配对象的增加。"动宾结构＋宾

① 刘丹青：《汉语量词的宏观分析》，《汉语学习》1988 年第 4 期。
② 戴浩一：《概念结构与非自主性理论：汉语语法系统概念初探》，广州，第八届当代语文学全国会议，2000。
③ 金福芬、陈国华：《汉语量词的语法化》，《清华大学学报》（哲学社会科学版）2002 年第 S1 期。
④ 王洪君、富丽：《试论现代的类词缀》，《语言科学》2005 年第 5 期。
⑤ 刘正光：《语言非范畴化：语言范畴化理论的重要组成部分》，上海外语教育出版社，2006，第 148 页。

语”一般认为是不规范用法①，但是中医行业词汇泛化后，"动宾结构"后可加"宾语"。比如"把脉"，可与其他词组合为"把脉经济""把脉企业""把脉国足"等。

第二，语用效果主要表现为修辞效果的增强。行业语泛化可以起到形象生动、新颖活泼、简洁凝练、含蓄蕴藉、诙谐幽默等修辞效果。

第三，语言系统创新的主要途径之一就是扩展和重组现有资源，行业语泛化正是对现有语言资源的扩展和重组。

⑥中医行业词汇蕴含着丰富的文化内涵，既呈现了中医文化图景，又折射出中华文化的一些侧面。中医行业词汇有以下文化内涵：一是对立词族反映出的阴阳哲学思想，二是中医别称反映出的医者高尚道德情操，三是饮食相关类词族反映出的"药食同源"文化，四是"道"类词族反映出的中医和道教的渊源。

本研究还存在许多不足。本书更多地对中药、方剂、腧穴的词汇理据进行了研究，对疾病类词汇理据讨论较少，仅讨论了现代汉语中使用的中医量词的造词理据，而对古代汉语中曾经使用于中医领域的量词没有讨论。

未来，还需对中医行业词汇的理据做进一步研究。首先，中医典籍遍布方言、俗语、借词，大量的中医词语造词理据难寻。对中医典籍中的方言词、俗语、借词、文化词等做详细研究，将有利于造词理据的研究。造词理据的类型与造词法的类型存在着某种联系。如果能结合造词法去讨论造词理据，将能得到更加完善的理据类型。另外，很多中医词语泛化后，很容易作为造词成分，产生新词新语。如果能够将这类中医词语完整地梳理下来，就能够分析出哪些特征的中医词语容易作为造词成分产生新词。中医行业词汇的泛化促进新词新语的产生这一问题可以作为一个重要的研究方向。

---

① 邢公畹：《一种似乎要流行开来的可疑句式——动宾式动词＋宾语》，《语文建设》1997年第4期。

参考文献

1. 工具书

北京语言学院语言教学研究所编《现代汉语频率词典》，北京语言学院出版社，1986。

郭蔼春主编《黄帝内经词典》，天津科学技术出版社，1991。

国家汉办/孔子学院总部编著《新汉语水平考试大纲》，商务印书馆，2010。

高希言、朱平生、田力主编《中医大辞典》，山西科学技术出版社，2017。

黄瑞琦主编《现代行业语词典》，南海出版公司，2000。

李经纬、邓铁涛等主编《中医大辞典》，人民卫生出版社，1995。

李振吉主编《中医药常用名词术语辞典》，中国中医药出版社，2001。

刘渡舟主编《伤寒论辞典》，解放军出版社，1988。

刘子平编著《汉语量词大词典》，上海辞书出版社，2013。

刘正埮等编《汉语外来词词典》，上海辞书出版社，1984。

罗竹凤主编《汉语大词典》，汉语大词典出版社，1986～1993。

马汴梁主编《简明中医古病名辞典》，河南科学技术出版社，1988。

宋立人等主编《现代中药学大辞典》，人民卫生出版社，2001。

王艾录：《汉语理据词典》，电子科技大学出版社，2014。

王海根编纂《古代汉语通假字大字典》，福建人民出版社，2006。

许宝华、〔日〕宫田一郎主编《汉语方言大词典》，中华书局，1999。

谢观等编纂《中国医学大辞典》，商务印书馆，1988。

徐中舒主编《汉语大字典》，湖北辞书出版社、四川辞书出版社，1986～1990。

徐元贞等编《中医词释》，河南科学技术出版社，1983。

张斌主编《现代汉语虚词词典》，商务印书馆，2001。

张登本、武长春主编《内经词典》，人民卫生出版社，1990。

中国社会科学院语言研究所词典编辑室编《现代汉语词典》（第7版），商务印书馆，2016。

周海平等主编《黄帝内经大词典》，中医古籍出版社，2008。

钟兆华编著《近代汉语虚词词典》，商务印书馆，2015。

2. 专著

（隋）巢元方：《诸病源候论》，人民卫生出版社，1955。

常敬宇：《汉语词汇与文化》，北京大学出版社，1995。

陈建初：《〈释名〉考论》，湖南师范大学出版社，2007。

陈平：《现代语言学研究——理论·方法与事实》，重庆出版社，1991。

陈书秀编著《中医趣话》，哈尔滨出版社，2008。

陈伟、路一平主编《方剂学》，上海中医学院出版社，1990。

陈一飞主编《针灸学》，第四军医大学出版社，2005。

《陈原语言学论著》，辽宁教育出版社，1998。

陈增岳：《汉语中医词汇史研究》，暨南大学出版社，2017。

程士德主编《素问注释汇粹》，人民卫生出版社，1982。

（金）成无己：《伤寒明理论》，张国骏校注，中国中医药出版社，2007。

崔永华主编《词汇、文字研究与对外汉语教学》，北京语言文化大学出版社，1997。

〔日〕丹波元简等编《素问识》，人民卫生出版社，1984。

邓铁涛主编《中医近代史》，广东高等教育出版社，1999。

高名凯、刘正埮：《现代汉语外来词研究》，文字改革出版社，1958。

（清）高士宗著，于天星按《黄帝素问直解》，科学技术文献出版社，1980。

葛本仪主编《语言学概论》（修订本），山东大学出版社，2000。

广州中医学院主编《方剂学》，人民卫生出版社，1983。

郭蔼春主编《黄帝内经素问校注》，人民卫生出版社，1992。

郭蔼春主编《黄帝内经素问语译》，人民卫生出版社，1992。

郭蔼春编著《黄帝内经灵枢校注语译》，天津科学技术出版社，1989。

郭绍虞：《汉语语法修辞新探》，商务印书馆，1979。

何杰：《现代汉语量词研究》，民族出版社，2000。

胡明扬主编《语言学概论》，语文出版社，2000。

胡壮麟、朱永生、张德禄编著《系统功能语法概论》，湖南教育出版社，
　　1987。

皇甫谧：《针灸甲乙经》，人民卫生出版社，1963。

黄侃述，黄焯编《文字声韵训诂笔记》，上海古籍出版社，1983。

〔瑞士〕索绪尔：《普通语言学教程》，高名凯译，商务印书馆，1980。

雷汉卿：《禅籍方俗词研究》，巴蜀书社，2010。

李成文主编《中医各家学说》，上海科学技术出版社，2009。

李成文主编《中医史》，人民军医出版社，2009。

李海霞：《汉语动物命名研究》，巴蜀书社，2002。

李今庸：《古医书研究》，中国中医药出版社，2003。

李经纬、林昭庚主编《中国医学通史（古代卷）》，人民卫生出版社，2000。

（明）李时珍：《本草纲目》（校点本），商务印书馆，1982。

李晓琪：《汉语第二语言教材编写》，北京师范大学出版社，2013。

梁永红：《现代汉语行业语泛化研究》，中师范大学出版社，2012。

〔法〕列维·布留尔：《原始思维》，丁由译，商务印书馆，1981。

凌耀星主编《难经校注》，人民卫生出版社，1991。

刘世儒：《魏晋南北朝量词研究》，中华书局，1965。

刘师培：《读书随笔·小学发微补》，万仕国点校，江苏广陵出版社，2013。

刘正光：《语言非范畴化：语言范畴理化理论的重要组成部分》，上海外语
　　教育出版社，2006。

罗常培：《语言与文化》，语文出版社，1989。

罗根海、薄彤主编《实用中医汉语（精读基础篇）》，外语教学与研究出版
　　社，2010。

吕必松：《对外汉语教学概论（讲义）》，国家汉办编印，1996。

吕叔湘主编《现代汉语八百词》（增订本），商务印书馆，1999。

陆香：《隐喻之上：现代汉语行业语跨域使用研究》，中国传媒大学出版
　　社，2017。

马继兴主编《敦煌古医籍考释》，江西科学技术出版社，1988。

马继兴：《中医文献学》，上海科学技术出版社，1990。

马继兴：《马王堆古医书考释》，湖南科学技术出版社，1992。

马王堆汉墓帛书整理小组编《五十二病方》，文物出版社，1979。

吕叔湘：《汉语语法分析问题》，商务印书馆，1979。

吕文华：《对外汉语教学语法体系研究》，北京语言文化大学出版社，1999。

南京中医学院校释《诸病源候论校释》，人民卫生出版社，1980。

南京中医学院中医系编著《黄帝内经灵枢译释》，上海科学技术出版社，
　　1986。

钱超尘：《中医古籍训诂研究》，贵州人民出版社，1988。

潘文国主编《英汉语比较与翻译》第8辑，上海外语教育出版社，2010。

〔俄〕普列汉诺夫：《论艺术——没有地址的信》，曹葆华译，生活·读书·
　　新知三联书店，1964。

任继昉：《汉语语源学》，重庆出版社，2004。

钱超尘：《内经语言研究》，人民卫生出版社，1990。

〔日〕桥本万太郎：《语言地理类型学》，余志鸿译，北京大学出版社，1985。

沈怀兴：《联绵字论据问题研究》，商务印书馆，2013。

申小龙主编《语言学纲要》，复旦大学出版社，2003。

四川大学汉语史研究所：《汉语史研究集刊》（第一辑），巴蜀书社，1998。

司富春主编《中医理论基础》，人民军医出版社，2005。

邵敬敏主编《文化语言学中国潮》，语文出版社，1995。

史崧：《灵枢经》，人民卫生出版社，1963。

石毓智：《现代汉语语法系统的建立——动补结构的产生及其影响》，北京
　　语言大学出版社，2003。

史仲序：《中国医学史》，台北编译馆，1984。

束定芳、庄智象：《现代外语教学理论、实践与方法》，上海外语教育出版
　　社，1996。

束定芳：《隐喻学研究》，上海外语教育出版社，2000。

苏新春：《文化语言学教程》，外语教学与研究出版社，2006。

孙德金主编《对外汉语词汇及词汇教学研究》，商务印书馆，2006。

孙常叙：《汉语词汇》，吉林人民出版社，1956。

（唐）孙思邈：《备急千金要方》，人民卫生出版社，1955。

王艾录:《复合词内部形式探索——汉语语词游戏规则》,中国言实出版社,2009。

王艾录、司富珍:《汉语的语词理据》,商务印书馆,2001。

王艾录、司富珍:《语言理据研究》,中国社会科学出版社,2002。

王砚农、阎德早:《中医汉语》,北京语言文化大学出版社,1985。

王冰:《补注黄帝内经素问》,人民卫生出版社,1963。

王洪图总主编《黄帝内经研究大成》,北京出版社,1997。

王力:《汉语史稿》,中华书局,1980。

王寅:《语义理论与语言教学》,上海外语教育出版社,2001。

吴谦:《医宗金鉴》,人民卫生出版社,2016。

武占坤、王勤:《现代汉语词汇概要》,内蒙古人民出版社,1983。

邢福义主编《文化语言学》,湖北教育出版社,1990。

邢公畹主编《语言学概论》,语文出版社,1992。

徐子亮、吴仁甫:《实用对外汉语教学法》,北京大学出版社,2005。

徐时仪:《古白话词汇研究论稿》,上海教育出版社,2000。

徐静主编《中医基础字词一点通》,北京语言大学出版社,2012。

徐静主编《中医汉语综合教程为例》,北京语言大学出版社,2013。

徐通锵:《汉语字本位语法导论》,山东教育出版社,2008。

许余龙编著《对比语言学概论》,上海外语教育出版社,1992。

严世芸主编《中医学术发展史》,上海中医药大学出版社,2004。

(隋)杨上善撰注《黄帝内经太素》,人民卫生出版社,1965。

杨建国编著《近代汉语引论》,黄山书社,1993。

叶桂郴:《明代汉语量词研究》,岳麓书社,2008。

殷寄明:《语源学概论》,上海教育出版社,2000。

曾立英编著《汉语作为第二语言的词汇教学》,中央民族大学出版社,2010。

张岱年、方克立主编《中国文化概论》,北京师范大学出版社,1994。

张纲:《中医百病名源考》,人民卫生出版社,1997。

张黎、张晔、高一瑄:《专门用途汉语教学》,北京语言大学出版社,2016。

(明)张介宾编著《类经》,人民卫生出版社,1965。

张显成:《先秦两汉医学用语研究》,巴蜀书社,2000。

张显成:《先秦两汉医学用语汇释》,巴蜀书社,2002。

张志公：《现代汉语》，人民教育出版社，1985。

张佐成：《商务英语的理论与实践研巧》，对外经济贸易大学出版社，2008。

张永言：《词汇学简论》，华中工学院出版社，1982。

（清）张志聪集注《黄帝内经集注·素问》，中医古籍出版社，2015。

章太炎撰，陈平原导读《国故论衡》，上海古籍出版社，2003。

赵宏：《英汉词汇理据对比研究》，上海外语教育出版社，2013。

赵明：《现代汉语文化词研究》，中国社会科学出版社，2016。

赵艳芳：《认知语言学概论》，上海外语教育出版社，2001。

甄志亚主编《中国医学史》（修订本），上海科学技术出版社，1997。

周法高：《中国古代语法·称代篇》，中华书局，1990。

周祖谟：《汉语词汇讲话》，人民教育出版社，1959。

（明）朱橚：《普济方》，商务印书馆，1982。

朱志平：《汉语第二语言教学理论概要》，北京大学出版社，2008。

宗守云：《集合量词的认知研究》，世界图书出版公司，2010。

Edward Sapir, *Language: An Introduction to the Study of Speech*, New York: Harcourt Brace, 1921.

Haiman John, *Natural Syntax: Iconicity and Erosion*, Beijing: Beijing World Publishing Corporation, 1985.

Halliday, M. A. K, Mcintosh, Augus. &Strevesn, Peter, *The linguistic Science and language Teaching*, London: longman, 1964.

Halliday, M. A. K. & R. Hasan, *Language, Context and Text: Aspects of language Social-Semiotic Perspective*, Voctoria: Deakin University Press, 1985.

Halliday, M. A. K, *Language as Social Semiotic: The Social Interpretation of Language and Meaning*, London: Edward Arnold, 1978.

Heine, B. , Claudi, U. & F. Hünnemeyer, *Grammaticalization: A Conceptual Framework*, Chicago: University of Chicago Press, 1991.

Lakoff George, *Women, Fire and Dangerous Things: What Categories Reveal about the Mind*, Chicago: The University of Chicago Press, 1987.

Lakoff, G. & M. Johnson, *Metaphors We Live by*, Chicago: University of Chicago Press, 1980.

Taylor, J. R, *Linguistic Categorization: Protorypes in Linguistic Theory*, Oxford：Oxford University Press，1989.

3. 学术论文

金吉昌：《谈动词向介词的虚化》，《汉语学习》1996 年第 2 期。

安丰存：《从量词的语法化过程看语言结构的内部调整》，《汉语学习》
2009 年第 4 期。

步连增：《汉语名量词起源再探》，《暨南学报》（哲学社会科学版）2011
年第 1 期。

蔡基刚：《ESP 与我国大学英语教学发展方向》，《外语界》2004 年第 2 期。

曹保平：《汉语类词缀研究述评》，《曲靖师范学院学报》2004 年第 1 期。

曹成龙：《修辞教学与对外汉语教学》，《云南师范大学学报》2004 年第
4 期。

陈光磊：《语言教学中的文化导入》，《语言教学与研究》1992 年第 3 期。

陈光磊：《关于对外汉语课中的文化教学问题》，《语言文字应用》1997 年
第 1 期。

陈光磊：《对外汉语的语用修辞教学》，《修辞学习》2006 年第 2 期。

陈克勤：《"巨刺""缪刺"初探》，《辽宁中医杂志》1981 年第 9 期。

程乐乐、朱德君：《医学汉语教材编写刍议》，《海外华文教育》2008 年第
2 期。

程世禄、张国扬：《ESP 教学的理论和实践》，《外语教学与研究》1995 年
第 4 期。

戴浩一：《概念结构与非自主性语法：汉语语法系统概念初探》，《当代语
言学》2002 年第 1 期。

邓沂：《黄帝内经饮食养生与食疗药膳探析》，《中国中医基础医学杂志》
2003 年第 5 期。

董印其：《现代汉语词汇系统研究探讨》，《语言与翻译》2008 年第 1 期。

董志翘：《犊鼻裈考》，《学术研究》1982 年第 4 期。

范谊：《ESP 存在的理据》，《外语教学与研究》1995 年第 3 期。

冯子薇：《专门用语词义泛化的方式、效果及前景》，《汉语学习》2000 年
第 1 期。

符淮青：《词义和构成词的语素义的关系》，《辞书研究》1981 年第 1 期。

何自然：《什么是语用学》，《外语教学与研究》1987 年第 4 期。

何自然：《语用学对修辞研究的启示》，《暨南学报》（哲学社会科学版）2000 年第 6 期。

胡明扬：《对外汉语教学中的文化因素》，《语言教学与研究》1993 年第 4 期。

胡文仲：《跨文化交际学在美国》，《外语研究》1994 年第 1 期。

黄家修、赵彦春：《论语言变异及其语用效果》，《现代外语》1996 年第 4 期。

黄洁：《汉语个体量词与民族具象思维关系论略》《西南师范大学学报》（哲学社会科学版）1998 年第 6 期。

黄金贵：《古代文化词义集类辨考（自序）》，《杭州大学学报》（哲学社会科学版）1994 年第 4 期。

黄远振：《词的形态理据与词汇习得的相关性》，《外语教学与研究》2001 年第 6 期。

黄远振：《词的理据理论与词汇教学》，《山东外语教学》2003 年第 3 期。

蒋绍愚：《打击义动词的词义分析》，《中国语文》2007 年第 5 期。

金福芬、陈国华：《汉语量词的语法化》，《清华大学学报》（哲学社会科学版）2002 年第 S1 期。

蓝纯：《从认知角度看汉语的空间隐喻》，《外语教学与研究》1999 年第 4 期。

雷汉卿：《释"天吊客忤"》，《中国语文》2006 年第 5 期。

李福印：《意象图式理论》，《四川外语学院学报》2007 年第 1 期。

李计伟：《量词"副"的义项分立与对外汉语教学》，《语言教学与研究》2006 年第 6 期。

李家康：《浅谈〈内经〉缪刺法》，《贵州中医学院学报》1984 年第 4 期。

李桔元：《英汉问候语的文化语用阐释》，《西华大学学报》（哲学社会科学版）2008 年第 3 期。

李讷、石毓智：《句子中心动词及其宾语之后谓词性成分的变迁与量词语法化的动因》，《语言研究》1998 年第 1 期。

李泉：《论专门用途汉语教学》，《语言文字应用》2011 年第 3 期。

李如龙、杨吉春：《对外汉语教学应以词汇教学为中心》，《暨南大学华文学院学报》2004 年第 4 期。

李如龙、吴茗：《略论对外汉语词汇教学的两个原则》，《语言教学与研究》
　　2005 年第 2 期。

李润生：《新词语的词义分析与验证——以新词语"剑指"为例》，《修辞
　　学习》2009 年第 3 期。

李彤：《近十年对外汉语词汇教学研究中的三大流派》，《语言文字应用》
　　2005 年第 S1 期。

李文莉：《隐喻的无意识性：语义泛化与意象图式》，《修辞学习》2003 年
　　第 3 期。

李宗江：《语法化的逆过程：汉语量词的实义化》，《古汉语研究》2004 年
　　第 4 期。

梁永红：《交通运输类行业语泛化分析》，《通化师范学院学报》2015 年第
　　1 期。

梁永红：《现代汉语行业语语义泛化的内在原因探析》，《语言文字应用》
　　2015 年第 4 期。

林国立：《对外汉语教学中文化因素的定性、定位与定量问题刍议》，《语
　　言教学与研究》1996 年第 1 期。

林书武：《国外隐喻研究综述》，《外语教学与研究》1997 年第 1 期。

林艳：《任意性和理据性都是语言符号的本质属性》，《语言与翻译》2006
　　年第 1 期。

刘丹青：《汉语量词的宏观分析》，《汉语学习》1988 年第 4 期。

刘禀诚、胡衍铮：《行业语的转化和新词的认知理据》，《江西社会科学》
　　2005 年第 11 期。

刘大为：《流行语的隐喻性语义泛化》，《汉语学习》1997 年第 4 期。

刘大为：《比喻词汇化的四个阶段》，《福建师范大学学报》（哲学社会科
　　学版）2004 年第 6 期。

刘法公：《论专门用途英语的属性与对应教学法》，《外语与外语教学》
　　2001 年第 12 期。

刘芳：《现代汉语词汇中的不自足现象》，《内蒙古民族大学学报》（社会
　　科学版）2010 年第 4 期。

刘坚、曹广顺、吴福祥：《论诱发汉语词汇语法化的若干因素》，《中国语

文》1995 年第 3 期。

刘静：《现代汉语句法中的空符号问题》，《现代汉语》（语言研究版）2000
年第 5 期。

刘伟乾：《词语的理据与词汇教学》，徐州师范大学学报（教育科学版）
2010 年第 2 期。

刘润清、刘正光：《名词非范畴化的特征》，《语言教学与研究》2004 年第
3 期。

刘正光：《名词动用过程中的隐喻思维》，《外语教学与研究》2000 年第
5 期。

刘正光：《论转喻与隐喻的连续体关系》，《现代汉语》2002 年第 1 期。

刘正光、刘润清：《语言非范畴化理论的意义》，《外语教学与研究》2005
年第 1 期。

刘正光、崔刚：《非范畴化与“副词 + 名词”结构》，《外语语》2005 年第
2 期。

刘正光：《语言非范畴化的工作机制》，《外语研究》2005 年第 1 期。

刘正光、李易：《认知语义对比：理论、原则、目标与方法》，《外语教学》
2019 年第 4 期。

陆俭明：《“对外汉语教学”中的语法教学》，《语言教学与研究》2000 年
第 3 期。

马庆林：《现代汉语词缀的性质、范围和分类》，《中国语言学报》1995 年
第 6 期。

聂龙：《进一步加强词汇教学———论词汇教学的重要性》，《外语界》
2001 年第 3 期。

朋朋：《虎撑——走方郎中手里的串铃》，《中华遗产》2017 年第 6 期。

秦秀白：《ESP 的性质、范畴和教学原则——兼谈在我国高校开展多种类型
英语教学的可行性》，《华南理工大学学报》（社会科学版）2003 年第
4 期。

尚志钧：《梁·陶弘景〈本草经集注〉对本草学的贡献》，《北京中医药大
学学报》1995 年第 3 期。

邵敬敏：《关于中国语言文化学的反思》，《语言文字应用》1992 年第 2 期。

邵敬敏：《香港方言外来词比较研究》，《语言文字运用》2000 年第 3 期。

邵文利：《古汉语词义引申方式新论》，《山东大学学报》（哲学社会科学版）2003 年第 2 期。

沈光浩：《现代汉语类词缀的界定标准与范围》，《河北师范大学学报》（哲学社会科学版）2011 年第 3 期。

时逸人：《国医御敌刍议：中医一律改称国医》，《三三医报》第 4 卷第 4 期，1926。

石毓智：《时间的一维性对介词衍生的影响》，《中国语文》1995 年第 1 期。

说文：《犊鼻裈小考》，《重庆师院学报》（哲学社会科学版）1984 年第 3 期。

苏宝荣：《词的语言意义、文化意义与辞书编纂》，《辞书研究》1996 年第 4 期。

束定芳：《论隐喻的认知功能》，《外语研究》2001 年第 1 期。

束定芳：《论隐喻的运作机制》，《外语教学与研究》2002 年第 2 期。

苏新春：《〈现代汉语语义分类词典〉（TMC）研制中若干问题的思考》，《中文信息学报》2008 年第 5 期。

孙晓明：《国内外第二语言词汇习得研究综述》，《语言教学与研究》2007 年第 4 期。

谭学纯：《修辞话语构建：自觉和不自觉》，《辽宁师范大学学报》（社会科学版）2003 年第 5 期。

唐作藩：《破读音的处理问题》，《辞书研究》1979 年第 2 期。

王洪君、富丽：《试论现代汉语的类词缀》，《语言科学》2005 年第 5 期。

王还：《由编汉语汉英双解词典看到的词典释义问题》，《世界汉语教学》1987 年第 1 期。

王吉辉：《意义泛化的性质和方式》，《汉语学习》1995 年第 3 期。

王金玲：《论幽默语言的特征与技巧》，《外语学刊》2002 年第 3 期。

王珏：《词汇的跨域使用与词义的衍生》，《徐州师范大学学报》（哲学社会科学版）1997 年第 3 期。

王宁：《汉语词源的探求与阐释》，《中国社会科学》1995 年第 2 期

王彤伟：《量词"头"源流浅探》，《语言科学》2005 年第 3 期。

王闰吉：《〈释名〉的理据类型分析》，《南京社会科学》2002 年第 6 期。

王希杰：《论潜词和潜义》，《河南大学学报》（哲学社会科学版）1990 年

第 2 期。

王希杰：《深化对语言的认识，促进语言科学的发展》，《语言文字应用》
1994 年第 3 期。

王寅：《论语言符号象似性》，《外语与外语教学》1999 年第 5 期。

王寅：《再论语言符号象似性——象似性的理据》，《外语与外语教学》2000
年第 6 期。

王寅：《认知语言学的哲学基础：体验哲学》，《外语教学与研究》2002 年
第 2 期。

王寅：《象似性原则的语用分析》，《现代外语》2003 年第 1 期。

王寅、李弘：《原型范畴理论与英汉构词对比》，《四川外国语学报学报》
2003 年第 3 期。

王又民：《汉语常用词分析及词汇教学》，《世界汉语教学》1994 年第
2 期。

汪少华：《语域理论新探》，《山东外语教学》2000 年第 2 期。

吴登堂：《词义的泛化》，《辽宁师专学报》（社会科学版）2004 年第 2 期。

伍铁平：《论词义、词的客观所指和构词理据——语义学中命名理论的一
章》，《现代外语》1994 年第 1 期。

谢之君：《隐喻：从修辞格到认知》，《外语与外语教学》2000 年第 3 期。

许光烈：《汉语词的理据及其基本类型》，《内蒙古民族师院学报》（哲学
社会科学版）1994 年第 1 期。

严辰松：《语言理据研究》，《解放军外国语学院学报》2000 年第 6 期

闫艳、孔垂懿：《"犊鼻裈"考释》，《励耘语言学刊》2015 年第 2 期。

杨德峰：《试论对外汉语教材的规范化》，《语言教学与研究》1997 年第
3 期。

杨德峰：《试论修辞教学在对外汉语教学中的地位》，《修辞学习》2001 年
第 6 期。

杨惠元：《强化词语教学，淡化句法教学——也谈对外汉语教学中的语法
教学》，《语言教学与研究》2003 年第 1 期。

杨寄洲：《编写初级汉语教材的几个问题》，《语言教学与研究》2003 年第
4 期。

杨小彬：《我国对外汉语教材编写的成就与问题》，《湖北大学学报》（哲

学社会科学版），2011 年第 4 期。

易峰、杨进：《论〈伤寒论〉药粥并用法的意义》，《中医药导报》2010 年
　　第 4 期。

游汝杰、周振鹤：《方言与中国文化》，《复旦学报》1985 年第 3 期。

〔法〕游顺钊：《认知角度探讨上古汉语名量词的起源》，《中国语文》1988
　　年第 5 期。

袁晖：《量词札记》，《安徽师大学报》（哲学社会科学版）1979 年第 1 期。

赵明：《论国际汉语教学中文化词语的教学策略》，《国际汉语学报》2012
　　年第 2 期。

赵倩：《汉语复合词构词理据的规约性》，《汉语学习》2017 年第 3 期。

赵新、李英：《中级精读教材的分析与评估》，《语言文字应用》2006 年第
　　2 期。

赵艳芳：《语言的隐喻认知结构——《我们赖以生存的隐喻》评介》，《外
　　语教学与研究》1995 年第 3 期。

张博：《现代汉语同形同音词与多义词的区分原则和方法》，《语言教学与
　　研究》2004 年第 4 期。

张春新：《语言中术语的非术语化现象》，《外语学刊》2010 年第 6 期。

张丽君：《针灸量词"痏"、"壮"考释》，《古汉语研究》1993 年第 1 期。

张丽君：《〈五十二病方〉物量词举隅》，《古汉语研究》1998 年第 1 期。

张谊生：《论与汉语副词相关的虚化机制——兼论现代汉语副词的性质、
　　分类与范围》，《中国语文》2000 年第 1 期。

张谊生：《从量词到助词——量词"个"语法化过程的个案分析》，《当代
　　语言学》2003 年第 3 期。

张英：《论对外汉语文化教学》，《汉语学习》1994 年第 5 期。

张旺喜、刘中富、杨振兰、程娟：《现代汉语行业语初探》，《山东师大学
　　报》（社会科学版）1987 年第 2 期。

张小平：《当代汉语类词缀辨析》，《宁夏大学学报》（人文社会科学版）
　　2003 年第 5 期。

张载义、陈蓓琳：《"巨刺""缪刺"名义浅析》，《针灸临床杂志》2004 年
　　第 1 期。

张志公：《语汇重要，语汇难》，《中国语文》1988 年第 1 期。

张志毅:《词的理据》,《语言教学与研究》1990 年第 3 期。

张德禄:《语域理论简介》,《现代外语》1987 年第 4 期。

周娟:《关于汉语量词释义的新思路》,《语言文字应用》2016 年第 2 期。

周小兵、刘娅莉:《初级汉语综合课教材选词考察》,《语言教学与研究》
2012 第 5 期。

周小兵、干红梅:《商务汉语教材选词考察与商务词汇大纲编写》,《世界
汉语教学》2008 年第 1 期。

周延松:《专门用途汉语教学中的专业词汇问题——基于中医汉语的视
角》,《现代语言》(语言研究版)2014 年第 10 期。

宗守云:《从范畴化过程看量词"副"对名词性成分的选择》,《世界汉语
教学》2007 年第 4 期。

朱建平等:《"药食同源"源流探讨》,《湖南中医药大学学报》2015 年第
12 期。

朱建平:《"中医"名实源流考略》,《中华中医药杂志》2017 年第 7 期。

朱怡园、吴鸿洲:《〈老老恒言〉药粥养生法探讨》,《山西中医》2000 年
第 2 期。

朱志平:《双音节复合词语素结合理据的分析及其在第二语言教学中的应
用》,《世界汉语教学》2006 年第 1 期。

朱志平、江丽莉、马思宇:《1998—2008 十年对外汉语教材述评》,《北京
师范大学学报》(社会科学版)2008 年第 5 期。

朱之云:《浅谈"缪刺"与"巨刺"》,《辽宁中医药大学学报》2009 年第
5 期。

Hopper, P. & Thompson, S. A., "The Discourse Basis for Lexical Categories
in Universal Grammar," *Language*, 1984 (4).

4. 学位论文

范崇峰:《敦煌医籍整理及词汇研究》,南京师范大学博士学位论文,2007。

郭颖:《〈诸病源候论〉词语研究》,浙江大学博士学位论文,2005。

黄作阵:《近 30 年中医训诂成就研究》,北京中医药大学博士学位论文,
2006。

惠红军:《汉语量词研究》,四川大学博士学位论文,2009。

李建平：《先秦两汉量词研究》，西南大学博士学位论文，2010。

李绍林：《〈本草纲目〉"释名"研究》，山东中医药大学博士学位论文，2014。

李硕：《〈黄帝内经〉医学术语词义研究——以 27 个具有新义的单音词为例》，辽宁中医药大学博士学位论文，2016。

李玉晶：《戏源词汇研究》，华中师范大学博士学位论文，2015。

邵朝阳：《澳门博彩语研究》，北京语言大学博士学位论文，2003。

沈澍农：《中医古籍用字研究——中医古籍异位字研究》，南京师范大学博士学位论文，2004。

宋晓溪：《〈针灸甲乙经〉的文献研究》，中国中医科学院博士学位论文，2016。

谭宏姣：《古汉语植物命名研究》，浙江大学博士学位论文，2004。

王前：《中古医书语词研究》，浙江大学博士学位论文，2009。

王亚丽：《敦煌写本医籍语言研究》，兰州大学博士学位论文，2012。

王勇：《近代方俗词理据研究》，四川大学博士学位论文，2015。

魏宇文：《〈释名〉名源研究》，暨南大学博士学位论文，2006。

袁仁智：《敦煌吐鲁番医药卷子校勘及其文献研究》，南京中医药大学博士学位论文，2010。

翟乃刚：《中医汉语词汇教学研究》，华东师范大学硕士学位论文，2007。

赵宏：《英汉词汇理据对比研究》，华东师范大学博士学位论文，2011。

图书在版编目（CIP）数据

中医行业词汇研究／杨威著. -- 北京：社会科学
文献出版社，2023.1
ISBN 978 - 7 - 5228 - 0710 - 2

Ⅰ.①中…　Ⅱ.①杨…　Ⅲ.①中国医药学 - 名词术语
- 研究　Ⅳ.①R2 - 61

中国版本图书馆 CIP 数据核字（2022）第 172077 号

中医行业词汇研究

著　　者／杨　威

出 版 人／王利民
责任编辑／杜文婕
文稿编辑／李月明
责任印制／王京美

出　　版／社会科学文献出版社·人文分社（010）59367215
　　　　　　地址：北京市北三环中路甲 29 号院华龙大厦　邮编：100029
　　　　　　网址：www. ssap. com. cn
发　　行／社会科学文献出版社（010）59367028
印　　装／三河市东方印刷有限公司

规　　格／开　本：787mm × 1092mm　1/16
　　　　　　印　张：11.25　字　数：180 千字
版　　次／2023 年 1 月第 1 版　2023 年 1 月第 1 次印刷
书　　号／ISBN 978 - 7 - 5228 - 0710 - 2
定　　价／128.00 元

读者服务电话：4008918866